实用儿科
临床管路
固定与维护

主 审　张琳琪
主 编　王春立　杨　芹

人民卫生出版社
·北京·

图书在版编目（CIP）数据

实用儿科临床管路固定与维护 / 王春立，杨芹主编
. —北京：人民卫生出版社，2024.12
　　ISBN 978-7-117-35753-1

　　Ⅰ. ①实… 　Ⅱ. ①王… ②杨… 　Ⅲ. ①小儿疾病 — 导
管治疗 　Ⅳ. ① R720.5 ② R459.9

中国国家版本馆 CIP 数据核字（2024）第 007436 号

人卫智网	**www.ipmph.com** 医学教育、学术、考试、健康，购书智慧智能综合服务平台
人卫官网	**www.pmph.com** 人卫官方资讯发布平台

实用儿科临床管路固定与维护
Shiyong Erke Linchuang Guanlu Guding yu Weihu

主　　编：王春立　杨　芹
出版发行：人民卫生出版社（中继线 010-59780011）
地　　址：北京市朝阳区潘家园南里 19 号
邮　　编：100021
E - mail：pmph@pmph.com
购书热线：010-59787592　010-59787584　010-65264830
印　　刷：三河市潮河印业有限公司
经　　销：新华书店
开　　本：787 × 1092　1/32　印张：4　插页：1
字　　数：86 千字
版　　次：2024 年 12 月第 1 版
印　　次：2025 年 2 月第 1 次印刷
标准书号：ISBN 978-7-117-35753-1
定　　价：39.00 元
打击盗版举报电话：010-59787491　E-mail：WQ@pmph.com
质量问题联系电话：010-59787234　E-mail：zhiliang@pmph.com
数字融合服务电话：4001118166　E-mail：zengzhi@pmph.com

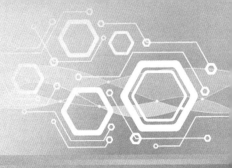

实用儿科临床管路固定与维护

编 委 会

主 审　张琳琪

主 编　王春立　杨　芹

副主编　曲　斌　吴旭红　张凤云

编 者（以姓氏笔画为序）

丁亚光　王　宁　王　娟　王卫英　王亚楠

王春立　王雪静　白志媛　曲　斌　任　寒

许晓敏　杨　芹　吴旭红　何久智　张凤云

张佳丽　陈　征　林　冰　孟　园　钟学红

段颖杰　郭　颖　粟　溯　翟士芬

　　儿科护理是儿科医学的重要组成部分,高质量的专业护理在儿科疾病的诊治和患儿管理等方面至关重要。在儿科护理工作中,由于病情观察和治疗康复的需要,住院患儿往往需要留置多种管路。留置管路作为生命通道,在手术、抢救、治疗等过程中发挥着重要作用,因此做好管路的有效管理,确保安全尤为重要。管路固定是管路管理的基础环节,良好的管路固定,不仅能防止管路滑脱、移位,达到良好的引流效能,同时能提高患儿舒适度,减少非计划拔管的发生。但目前各种管路固定的方式、工具缺乏统一规范,各医院执行的管路固定存在差异,固定效果也有较大差异。

　　国家儿童医学中心,首都医科大学附属北京儿童医院每年收治大量危重症患儿,在精细化管理方面积累了丰富的经验,在此基础上撰写了《实用儿科临床管路固定与维护》,本书的撰写在循证的基础上,总结北京儿童医院几代护理人员的宝贵经验,针对儿童疾病治疗、护理过程中可能应用到的各种管路,用清晰明确的图片进行解读,图文并茂,便于理解和掌握。此外,本书还对与管路管理相关的内容,管路标识的应用和医用粘胶相关性皮肤损伤的预防与处理进行了详细描述,从而促使管路管理更加规范,对于预防和避免粘胶相关性皮肤损伤的发生具有重要意义。

　　在此,我向读者推荐这本《实用儿科临床管路固定与维护》,相信本书能够为广大儿科护理工作者管路管理提供参考依据,成为儿童管路固定与维护的规范,从而为推动儿科护理的高质量发展做出积极的贡献。

张琳琪

首都医科大学附属北京儿童医院

国家儿童区域医疗中心护理总监

2024 年 8 月

前　言

　　管路在疾病治疗过程中发挥着重要的作用,如何做好管路维护与固定,确保管路安全,避免感染以及意外拔管的发生是护理人员面临的重大挑战。

　　儿童在生长发育的不同阶段,管路具有其特异性的固定方法和技巧以及维护要求。本书为了满足广大儿科护理工作者的需求,在编写内容上,选取儿科疾病治疗中常用的各种管路,从管路概述、管路评估、用物准备、管路固定步骤、维护原则、护理重点及管路拔除等方面进行全面介绍,重点关注管路固定以及日常维护,充分做到循证与临床实践相结合,在查阅大量文献资料的基础上结合丰富的临床经验,采取图文并茂的形式,便于读者掌握关键技术和技巧。

　　全书共分为7章,内容涵盖动静脉留置管、各种引流管、喂养管、气管插管、透析管路等,从护理人员普遍应用的外周静脉短导管到植入式输液港;从胃管到心包引流管;以及气管插管、透析管路等专科管路,都进行了详尽的介绍,并采用图片的形式展现操作步骤,便于读者理解和掌握。

　　本书逻辑结构清晰,层次条理分明,语言深入浅出,具有较好的实用性,文字阐述时注重实际和细节,体现操作性、可读性;并配有大量的照片,有助于达到理论联系实际的效果;同时该书具有较强的新颖性,涵盖了近年来儿科护理领域的新技术、新理念,基于循证理念,提供最新的管理策略。

本书的撰写得到了国家儿童医学中心首都医科大学附属北京儿童医院医疗团队的大力支持与指导,在此表示真诚的感谢! 鉴于儿科管路固定与维护相关文献相对较少,不当之处,希望各位读者能提出宝贵意见,助力提升儿科护理质量,促进患儿的早日康复。

王春立 杨 芹
2024 年 8 月

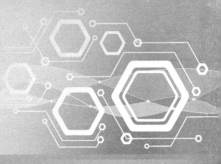

目　录

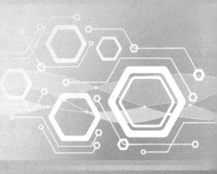

第一章

动静脉管路的固定与维护

第一节　外周静脉短导管的固定与维护

【概述】

外周静脉短导管是静脉治疗的常用工具之一，可用于非腐蚀性、非发疱性、非高渗性药物且输液治疗时间较短（少于1周）的输液治疗。正确固定与维护外周静脉短导管可防止导管意外脱落，预防并发症发生。

【评估】

1. 患儿年龄、病情、自理能力及配合程度。

2. 导管穿刺时间。

3. 穿刺点有无发红、肿胀、渗出、疼痛、麻木或感觉异常。

4. 透明敷料有无潮湿、卷边、松动和/或明显污染。

5. 导管及输液接头是否固定良好。

【用物准备】

清洁手套、无菌透明敷料、预充式注射器（或一次性注射器、0.9%氯化钠注射液 10ml）、消毒棉片、一次性垫巾、无菌棉签、无菌棉球、胶布、免洗手消毒液、污物罐、医疗垃圾桶、生活垃圾桶。

【管路固定步骤】

外周静脉短导管固定步骤见图 1-1-1。

【维护原则】

1. 穿刺点出现渗血、渗液时，应及时更换敷料。

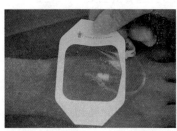

a. 以穿刺点为中心无张力放置透明敷料

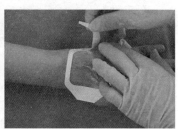

b. 以穿刺点为中心塑形

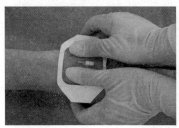

c. 按压固定

d. 边按压边去除边框

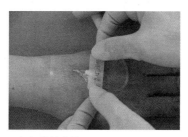

e. 标记穿刺时间

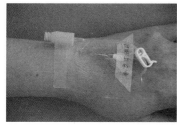

f1.Y 形留置针固定完成   f2. 直型留置针固定完成

图 1-1-1 外周静脉短导管固定步骤

2. 导管固定敷料出现卷边、松动、潮湿及污染或怀疑污染时应及时更换。

3. 局部皮肤出现皮疹及损伤等情况应及时评估,必要时更换敷料。

【护理重点】

1. 每次输液前应冲洗导管,以评估导管功能;每次输液后应冲洗导管,以清除管腔内药物残留,减少不相容药物相互接触的风险。

2. 冲洗导管时如抽吸无回血,推注有阻力,不可强行冲洗导管。

3. 抽回血评估导管功能时,回血不能超过输液接头。

4. 冲管液量取决于导管类型和大小,患儿年龄、疾病以及输液治疗的类型。最小冲管液量为导管容积的 2 倍,采血或输血后,可增加冲管溶液量。

5. 导管使用完毕正确冲封管,即脉冲式冲管,正压封管,如留置针或输液接头有导管夹,则在留置针的近心端夹闭导管,避免血液反流,降低导管堵塞的风险。

6. 所有血管通路装置的冲管液和封管液,应该使用单剂量系统(如单剂量小瓶或预充式注射器)。

【导管的拔除】

1. 当导管不再需要时应立即拔除。

2. 出现导管相关并发症时应立即拔除。

3. 拔除导管时应以 180° 或 0° 移除透明贴膜,拔除导管后沿血管纵向按压穿刺点直至不出血为止。

4. 导管拔除后检查导管的长度以及完整性。

(白志媛　林　冰)

第二节　中心静脉导管的固定与维护

【概述】

中心静脉导管(central venous catheter,CVC)是经过皮肤直接自颈内静脉、锁骨下静脉和股静脉等进行穿刺,沿血管走向直至腔静脉的插管,根据管腔的数量可分为单腔、双腔、三腔导管,适用于肠外营养、高渗、刺激性液体的输注及中心静脉压监测。采用正确的固定与维护方法,可以减少非计划性拔管以及导管相关性血流感染,保证导管的安全使用。

【评估】

1. 患儿年龄、病情、心肺功能、过敏史、不良反应史、自理能力以及配合程度。

2. 穿刺部位皮肤有无红、肿、热、痛;穿刺点周围皮肤是否完整。

3. 穿刺点有无渗液、渗血。

4. 敷料有无潮湿、卷边、松动,以及最近一次的更换日期。

【用物准备】

一次性静脉导管维护包(无菌垫巾、75% 乙醇及 2% 葡萄糖酸氯己定乙醇或碘伏棉签包、无菌手套、无菌小方纱、消毒棉片、无菌固定用胶带)、输液接头、10ml 预充式注射器(或 10ml 注射器,10ml 的 0.9% 氯化钠注射液)、肝素钠封管液(肝素钠封管注射液或者肝素钠注射液配制成浓度 10U/ml)、根据患儿具体情况准备所需敷料(纱布或透明敷料)、无菌棉签、75% 乙醇、免洗手消毒液、清洁手套、污物罐、锐器桶、医疗垃圾桶、生活垃圾桶。

【管路维护步骤】

CVC 导管维护步骤见图 1-2-1。

【维护原则】

1. 首次置管后 24h 内需更换敷料。

2. 透明敷料至少每周更换 1 次,纱布类敷料每 48h 更换。

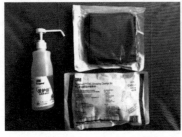

a. 评估患儿、穿刺处皮肤、敷料及导管情况。洗手、戴口罩,准备用物并检查完整性及有效期

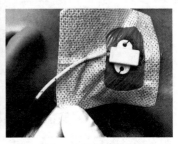

b. 180°（或 0°）沿导管方向,由远心端向近心端去除旧敷料,评估穿刺点

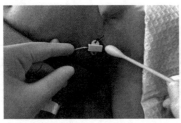

c. 用 75% 乙醇棉签对敷料下皮肤及导管进行消毒 3 遍(顺时针—逆时针—顺时针),消毒范围大于敷贴面积

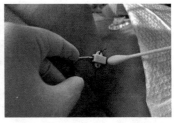

d. 用葡萄糖酸氯己定乙醇棉签以穿刺点为中心消毒皮肤及导管 3 遍(顺时针—逆时针—顺时针)

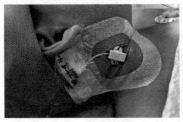

e. 根据导管外露长度适当做弧形弯曲,透明敷料以穿刺点为中心无张力粘贴,固定导管

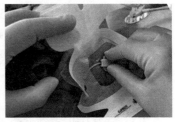

f. 书写粘贴记录胶带,高举平台法固定延长管

图 1-2-1　CVC 导管维护步骤

3. 穿刺点渗血、渗液或敷料下皮肤出汗较多及时更换敷料。

4. 敷料有污染、松脱、破损时应及时更换。

【护理重点】

1. 每日检查 CVC 导管插入深度及外露长度,穿刺点是否有红、肿、热、痛、渗血、渗液、分泌物等。

2. 去除透明敷料时以拇指轻压穿刺点,沿四周 0° 平行牵拉,自下而上 180° 去除敷料,避免导管脱出,并观察穿刺部位情况。

3. 固定敷料时无张力粘贴,避免粘胶相关性皮肤损伤的发生。

4. 输液过程中保持管路密闭,减少断开机会。

5. 使用 CVC 导管注射药物时,注意药物的配伍禁忌,正确冲封管,如给药时感觉有阻力不能强行冲管,判断导管堵塞时应用尿激酶予以溶解,处理无效者及时拔管。

6. 导管留置期间密切观察患儿,及早发现并发症。如输液通畅但经导管回抽无回血,患儿出现胸腔积液、呼吸困难,且随输液加重,中心静脉压出现负压,可能是导管移位至胸腔引起胸腔积液,应立即开放另一条静脉通路,给以氧气吸入,协助医生进行胸腔穿刺。若患儿出现呼吸困难、发绀、烦躁不安、胸部疼痛、神志不清、脉搏及血压下降,则可能发生了空气栓塞,立即置患儿于左侧头低足高卧位。

【导管的拔除】

CVC 导管拔除步骤见图 1-2-2。

1. 拔管应由培训合格的医护人员操作。

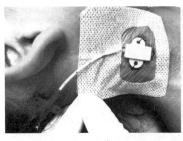

a. 180°（或0°）沿导管方向，由远心端向近心端去除旧敷料

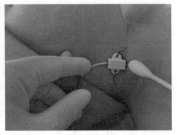

b. 消毒方法同 CVC 导管维护步骤

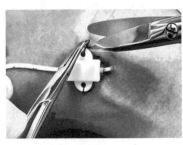

c. 必要时用拆线盘拆线

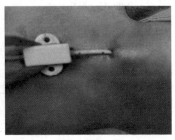

d. 从穿刺点用镊子缓慢拔出导管，每次 1～2cm，切勿过快过猛

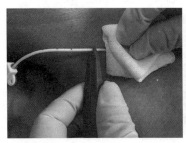

e. 拔除导管剩余 2cm 时，按压纱布

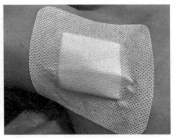

f. 压迫止血后用敷料封闭式固定，测量导管长度，评估导管有无损伤及断裂

图 1-2-2　CVC 导管拔除步骤

2. 协助患儿取头低脚高仰卧位(早产儿不宜采用),头偏向一侧,充分暴露穿刺部位。

3. 拔除导管时,指导可配合的患儿行瓦尔萨尔瓦(Valsalva)动作,缓慢拔出导管。

4. 用无菌纱布压迫置入部位,直到止血,使用密闭性敷料覆盖穿刺部位至少 24h;拔管后患者保持平卧或半卧位 30min。

5. CVC 导管拔除后应检查导管的完整性,密切观察患儿有无咳嗽、胸闷、气促、头晕、头痛等不适症状。

6. 记录拔管时间、过程、导管长度以及操作者。

7. 健康宣教,询问穿刺点有无疼痛、肢体有无肿胀等。

(王　宁)

第三节　经外周置入中心静脉导管的固定与维护

【概述】

经外周置入中心静脉导管(peripherally inserted central venous catheter,PICC)是指经外周静脉穿刺置管,导管尖端位于上腔静脉或下腔静脉的导管。

【评估】

1. 患儿年龄、病情、心肺功能、过敏史、不良反应史、自理能力以及配合程度。

2. 穿刺点有无渗血、渗液。

3. 穿刺点及周围皮肤有无红、肿、热、痛、皮疹、水疱及破损。

4. 敷料有无潮湿、卷边、松动，以及最近一次的维护日期。

5. 导管外露长度有无变化。

【用物准备】

一次性静脉导管维护包（无菌垫巾、75% 乙醇及 2% 葡萄糖酸氯己定乙醇或碘伏棉签包、无菌手套、无菌小方纱、消毒棉片、无菌固定用胶带）、输液接头、10ml 预充式注射器（或10ml 注射器，0.9% 氯化钠注射液 10ml），根据患儿具体情况准备所需敷料（纱布或透明敷料）、无菌棉签、75% 乙醇、免洗手消毒液、清洁手套、测量尺、签字笔、污物罐、锐器桶、医疗垃圾桶、生活垃圾桶。

【管路维护步骤】

PICC 导管维护步骤见图 1-3-1。

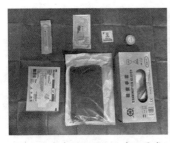 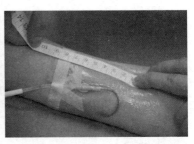

a. 评估患者穿刺点及上方有无异常，核对维护记录手册，洗手、戴口罩，准备用物并检查完整性及有效期

b. 打开换药包，无菌方式取垫巾，穿刺侧肢体外展，下方铺垫巾，评估穿刺点及导管状态，测肘横纹上 10cm 臂围，幼儿选取上臂 1/2 位置

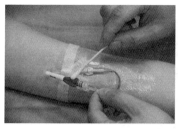

c. 75% 乙醇棉签去除皮肤胶痕,手消毒,戴清洁手套,准备预充式注射器,连接输液接头,排气备用

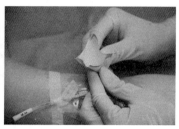

d. 撕开酒精棉片外包装呈"口"字状备用,一手持导管末端,另一手移除旧接头

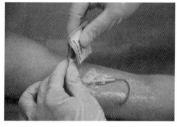

e. 手持酒精棉片外包装,用酒精棉片消毒导管口横截面及螺纹面,全方位用力擦拭大于 15s,待干

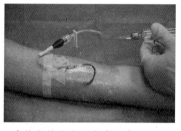

f. 连接新接头与预充式注射器,抽回血,脉冲式冲洗导管,正压封管

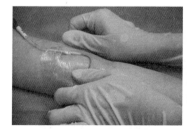

g. 拇指轻压穿刺点,沿四周 0° 平行牵拉敷料,固定导管,自下而上 180° 去除旧敷料,如有导管固定装置移除

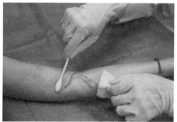

h. 手消毒,投放新导管固定装置及其他无菌用物至无菌区域,戴无菌手套,用无菌纱布包裹提起导管,75% 乙醇棉签消毒 3 遍(顺时针—逆时针—顺时针)

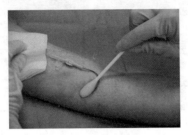

i. 导管平放于皮肤上,2% 葡萄糖酸氯己定乙醇棉签以穿刺点为中心消毒皮肤及导管 3 遍 (第 2、3 遍时翻转导管),导管消毒至连接器

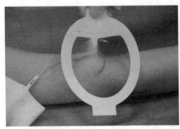
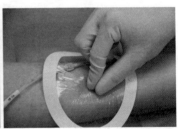

j. 消毒剂充分待干,使用皮肤保护剂,安装导管固定装置(如有使用),无张力放置透明敷料,塑形

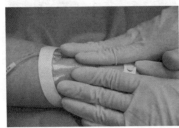
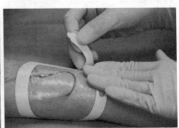

k. 按压整片透明敷料,边按压边去除纸质边框

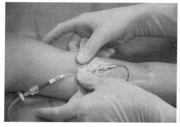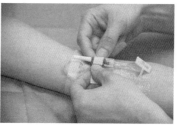

1. 第 1 条免缝胶带蝶形交叉固定敷料下缘，第 2 条免缝胶带固定于蝶形交叉上方，脱手套，手消毒，书写粘贴记录胶带，高举平台法固定延长管

图 1-3-1　PICC 导管维护步骤

【维护原则】

1. 透明敷料至少每 7d 更换 1 次。

2. 纱布敷料至少每 2d 更换 1 次。

3. 敷料整体受潮、松动或有明显污染应立即更换。

4. 敷料下出现潮湿、渗出液或血液时应立即进行更换。

【护理重点】

1. 皮肤消毒剂首选 2% 葡萄糖酸氯己定乙醇，如对 2% 葡萄糖酸氯己定乙醇溶液有禁忌，可以选择碘伏或 75% 乙醇。对于早产儿、低体重新生儿和出生 14d 以内的新生儿，谨慎使用 2% 葡萄糖酸氯己定乙醇，避免使用碘酊。

2. 拇指轻压穿刺点，沿四周 0° 平行牵拉敷料，自下而上 180° 去除旧敷料。

3. 每次消毒后充分待干。

4. 如使用普通注射器进行冲封管则必须使用 10ml 或 10ml 以上注射器。

5. 冲封管的液体量，最小冲管液量应为导管和附加装置容积的 2 倍,封管液量为 1.2 倍。如输注血液制品或静脉营养应该适当增加冲管液量。

6. 无张力粘贴透明敷料,预防粘胶相关性皮肤损伤的发生,注意导管塑形,保障导管牢固固定,预防脱管的发生。

7. 促进肢体血液循环,避免导管相关血栓形成。导管置入后叮嘱患儿及家长置入侧手臂做握拳、松拳运动,如置入部位为下肢则做踝泵运动,促进血液循环,避免导管相关血栓发生。

8. 每天评估导管、穿刺点、敷料固定以及局部皮肤情况。观察局部有无发红、肿胀、破损、渗血、渗液及疼痛等。如局部发红、肿胀、疼痛或出现条索样改变可能发生了静脉炎,可给予热敷、半导体激光治疗或水胶体敷料外敷,如怀疑细菌性静脉炎,可检查血常规及 C 反应蛋白,必要时遵医嘱予以抗生素治疗。如发生淋巴液渗出,应予以局部按压,促进淋巴管愈合,渗出液较多时及时更换敷料。如局部渗血,则根据出血量多少及时更换敷料,必要时局部予以小方纱或止血敷料。如皮肤出现皮疹,则需根据具体情况判断皮疹的原因,使用低敏敷料或更换消毒液,从而减轻或避免皮疹的发生。

【导管的拔除】

PICC 导管拔除步骤见图 1-3-2。

1. 准备一次性静脉导管维护包(无菌垫巾、75% 乙醇及 2% 葡萄糖酸氯己定乙醇或碘伏棉签包、无菌手套、无菌小方纱、消毒棉片、无菌固定用胶带)、免洗手消毒液、无菌棉签或纱布、无菌敷料、止血带、污物罐、锐器桶、医疗垃圾桶、生活垃圾桶。

2. 评估患儿意识、生命体征以及配合程度,穿刺点有无

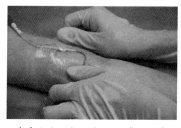

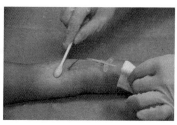

a. 患者取坐位或平卧位,置管侧上臂与身体成90°,铺无菌巾,手臂下放止血带,去除透明敷料外胶带,沿四周0°平拉去除原有透明敷料

b. 戴无菌手套,用无菌纱布包裹提起导管,75%乙醇棉签消毒3遍(顺时针—逆时针—顺时针)(消毒方法同PICC导管维护步骤)

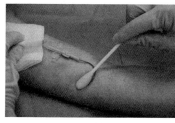

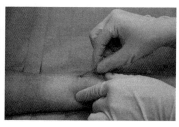

c. 导管平放于皮肤上,2%葡萄糖酸氯己定乙醇棉签以穿刺点为中心消毒皮肤及导管3遍(第2、3遍时翻转导管),导管消毒至连接器

d. 嘱患者放松,左手固定皮肤,右手缓慢平拉导管,每次1~2cm

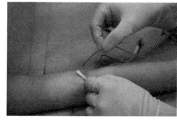

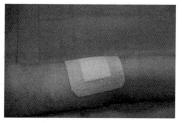

e. 拔出导管瞬间迅速用棉签或纱布按压穿刺点

f. 无菌敷贴覆盖穿刺点,按压3~5min,覆盖穿刺部位24h

图1-3-2 PICC导管拔除步骤

红肿、渗血、皮疹、破损,有无赘生物包裹外露导管部分,肢体有无肿胀,表浅静脉有无怒张。

3. 患儿取坐位或平卧位,置管侧上臂与身体成 90°,导管出口部位低于心脏水平处。

4. 打开换药包,铺垫巾,放止血带,戴清洁手套,180° 或 0° 去除旧敷贴,消毒皮肤、穿刺点、导管及周围皮肤;消毒范围大于贴膜面积,充分待干。

5. 手消毒,戴无菌手套,铺无菌治疗巾,嘱患儿放松,缓慢平拉导管,拔出导管后以无菌纱布或棉签按压穿刺点,以密闭无菌敷料覆盖。如发生拔管困难首先停止拔管,评估可能的因素,变换体位、按摩导管走行区域的肢体、播放音乐、局部涂抹多磺酸粘多糖乳膏(喜辽妥)等,仍然无法拔出者则需要手术取出。

6. 检查并确保导管的完整性,按压穿刺点直至出血停止,使用密闭性敷料覆盖穿刺点至少 24h。密切观察患儿有无咳嗽、胸闷、气促、头晕、头痛等不适症状。

7. 记录拔管时间、过程、导管长度以及操作者。

8. 健康宣教,询问穿刺点有无疼痛、肢体有无肿胀等。

(许晓敏)

第四节　新生儿经外周静脉置入中心静脉导管的固定与维护

【概述】

新生儿经外周静脉置入中心静脉导管是经上、下肢及头部的静脉穿刺置管,尖端位于上腔静脉或下腔静脉的导管。可选择的静脉主要有贵要静脉、肘正中静脉、头静脉、肱静脉、颈外静脉、大隐静脉、头部颞静脉、耳后静脉等。作为中长期静脉输液通路,PICC导管具有操作简便、保留时间长、感染率低、所输液体的渗透压不受限制等特点。通过PICC导管可及时输入各种刺激性药物及静脉营养液等,为危重新生儿尤其是极低出生体重儿提供了安全的长期静脉通路。

【评估】

1. 患儿生命体征、病情是否平稳。
2. 穿刺点有无发红、肿胀、渗血及渗液。
3. 敷料有无潮湿、脱落、污染,最近一次的维护日期。
4. 导管外露长度有无变化。
5. 输液接头固定是否牢固,有无松脱。
6. 皮肤有无皮疹、损伤等异常情况。

【用物准备】

一次性静脉导管维护包(无菌垫巾、75%乙醇及2%葡萄糖酸氯己定乙醇或碘伏棉签包、无菌手套、无菌小方纱、消毒棉片、无菌固定用胶带)10ml预充式注射器(或10ml注射器,0.9%氯化钠注射液10ml)、输液接头、清洁手套、无菌棉签、75%乙醇、免洗手消毒液、无菌透明敷料(建议为6cm×7cm)、胶布、皮尺、医疗垃圾桶、生活垃圾桶。

【管路固定步骤】

新生儿PICC导管固定步骤见图1-4-1。

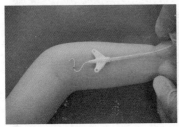

a. 调整导管呈"U"形或"L"形

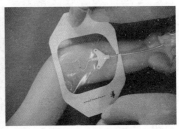

b. 以穿刺点为中心无张力放置贴膜

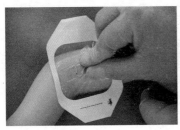

c. 沿穿刺点塑形

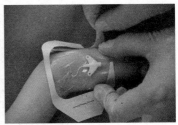

d. 按整片透明敷料,边按压边去除纸质边框

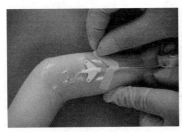

e. 蝶形交叉固定导管

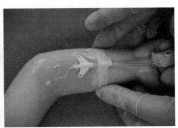

f. 固定导管

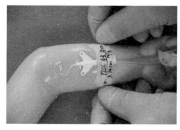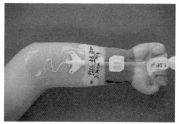

g. 胶带上标注导管类型及换药日期,贴于透明敷料下

h. 将导管尾端卡在固定器上,并将固定器贴于皮肤缘

图 1-4-1　新生儿 PICC 导管固定步骤

【维护原则】

1. 穿刺点出现渗血、渗液时,应及时更换敷料。

2. 导管固定敷料出现卷边、松动、潮湿及污染或怀疑污染时,应及时更换。

3. 局部皮肤出现皮疹及损伤等情况时,应及时更换敷料。

【护理重点】

1. 妥善固定导管,以免导管脱出。禁止在导管上贴胶布,以免破坏导管强度和导管完整性。

2. 适当约束患儿手臂,以免运动幅度过大影响导管尖端的位置和深度。

3. 尽量不通过导管推注药物,禁用规格小于 10ml 的注射器进行冲管,以免损坏导管造成断裂。

4. 保持导管通畅,检查是否有打折、受压及扭曲。新生儿 PICC 导管没有瓣膜,维护不当极易堵塞。输液速度过慢或突然中断、输液结束后未正压封管或封管手法不正确、导管打折、连接处松脱、患儿用力哭闹均可造成血液回流。正确的冲封管是保证导管通畅的关键。持续输注 0.5U/（kg·h）的肝素，可有效降低 PICC 导管堵管率。

5. 每天评估穿刺侧臂围，观察有无肢体红肿、外渗及渗出。发生静脉炎后可抬高患肢，局部理疗或用水胶体敷料外敷，症状严重时可暂停使用导管。发生渗出时，沿导管走向出现皮肤水肿，PICC 导管内常抽不到回血，由于肢体肿胀造成局部张力增高，常常会引起穿刺点渗液或导管脱出，应及时对症处理，或根据具体情况决定是否拔除导管。

6. 新生儿尤其是早产儿胎龄小、出生体质量低，自身免疫力低，极易发生导管相关性血流感染。要认真执行手卫生及无菌操作。出现导管相关性血流感染时，需拔除导管，并根据药敏试验给予敏感抗生素或抗真菌药物治疗。

7. 密切观察患儿穿刺肢体有无肿胀及肢体皮肤颜色、温度改变。下肢静脉血流缓慢，容易发生血栓，为预防深静脉血栓形成，可抬高穿刺侧 15°～30°，促进血液回流，对于无自主活动的患儿，应定时被动活动肢体。

【导管的拔除】

1. 当治疗不需要或高度怀疑或已发生导管相关性血流感染时应及时拔管。

2. 拔管时要动作轻柔预防导管断裂。拔管困难时暂缓拔管，经热敷后再尝试拔管。强行拔管等不当操作也是造成导管断裂的重要原因，故拔管时应轻柔。

3. 拔管困难时应立即停止并评估原因。

4. 导管拔出后应仔细检查其完整性。

5. 拔管后立即使用密闭性敷料覆盖穿刺点，避免空气栓塞。怀疑感染时严格按照操作规程留取血及导管尖端进行培养。

（吴旭红）

第五节　完全植入式静脉输液港固定与维护

【概述】

完全植入式静脉输液港（implantable venous access port，IVAP）是可长期留置体内、完全植入皮下的闭合静脉输液装置，可留置3～5年甚至更长时间，为需要长期输液治疗及化疗患者提供一个可长期使用的静脉通路。

【评估】

1. 环境是否整洁、安静、舒适。
2. 患儿年龄、病情、自理能力和配合程度。
3. 输液港周围皮肤有无红、肿、热、痛等。
4. 触诊港座有无翻转或移位。
5. 穿刺部位有无渗液、渗血，敷料是否卷边、潮湿、受损或污染。

【用物准备】

一次性输液港护理套件（无菌垫巾、无菌洞巾、75% 乙醇及 2% 葡萄糖酸氯己定乙醇或碘伏棉签包、无菌手套、无菌小方纱、消毒棉片、无菌固定用胶带）、无菌透明敷料、输液港用无损伤针、输液接头、无菌纱布、10ml 注射器 2 个、10ml 规格

0.9%氯化钠注射液 2 支、记号笔、免洗手消毒液、锐器桶、医疗垃圾桶、生活垃圾桶。

【输液港穿刺步骤】

输液港穿刺步骤见图 1-5-1。

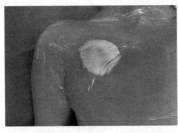

a. 涂抹利多卡因乳膏,协助患儿取仰卧位,暴露穿刺部位

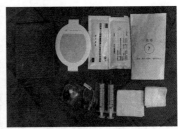

b. 打开中心静脉置管护理套件,无菌方式打开注射器、无损伤针、输液接头、无菌方纱,并放置于敷料包内

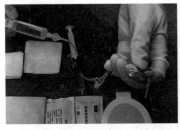

c. 戴无菌手套,抽吸 0.9%氯化钠注射液 10ml,连接无损伤针,排气后夹闭延长管。再取另一支 10ml 注射器抽吸生理盐水预冲输液接头

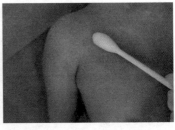

d. 以港座为中心,用 75%乙醇棉签由内向外,螺旋式消毒皮肤 3 次,消毒顺序为顺时针—逆时针—顺时针,消毒直径≥15cm,充分待干

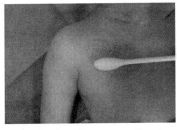
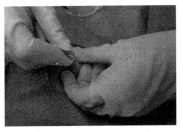

e. 用 2% 葡萄糖酸氯己定醇棉签(14d 以内的新生儿谨慎使用氯己定)或 0.5% 碘伏溶液消毒皮肤,消毒皮肤 3 次,方法同前,充分待干

f. 铺无菌洞巾,一手以拇指、示指、中指固定港座,另一手持无损伤针轻柔地在港座的中心垂直穿刺,达储液槽的底部

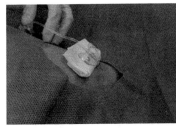
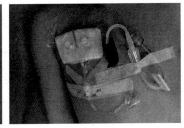

g. 抽回血,确定针头位置,脉冲方式冲洗输液港正压封管,夹闭延长管,移去注射器,无损伤针下垫适宜厚度的无菌纱布,纱布不覆盖穿刺点

h. 无张力放置无菌透明敷料,"塑形"针翼及导管凸起部位,第 1 条免缝胶带蝶形交叉固定敷料下缘,第 2 条免缝胶带固定于蝶形交叉上方,脱手套,手消毒,标注导管类型、穿刺日期、操作者并粘贴,高举平台法固定延长管

图 1-5-1　输液港穿刺步骤

【维护原则】

1. 无菌透明敷料至少每 7d 更换 1 次。

2. 无菌纱布敷料至少每 2d 更换 1 次。

3. 穿刺部位发生渗液、渗血、敷料卷边、潮湿、受损或有明显污染时应立即更换敷料。

4. 使用输液港持续输液时,无损伤针应至少每7d更换1次。

5. 输液港使用间歇期,管路至少每4周维护1次。

【护理重点】

1. 皮肤消毒剂首选2%葡萄糖酸氯己定乙醇,如对氯己定有禁忌,可以选择碘伏或75%乙醇。对于早产儿、低体重新生儿和出生14d以内的新生儿,谨慎使用2%葡萄糖酸氯己定乙醇,避免使用碘酊。

2. 每次消毒后充分待干。

3. 脉冲式冲管正压封管,必须使用10ml或10ml以上注射器,或预充式注射器。

4. 最小冲管液量应为导管及其附加装置容积的2倍,封管液量为导管容积及其附加装置的1.2倍。

5. 必须使用输液港专用的无损伤针,应选择适合治疗方案的最小规格、合适长度的无损伤针来进行植入式输液港的穿刺。

6. 无损伤针出液口应背对注射座导管锁接口,以便冲管时有效地冲刷注射座储液槽内残余药液及血液,减少导管阻塞及相关感染的发生。

7. 使用前及治疗结束后,应抽回血并冲洗导管,评估导管功能,脉冲式冲管正压封管。

8. 每天观察输液港注射座以及局部皮肤情况,发现问题则进一步评估,便于早期发现问题并有效护理。

【输液港拔针步骤】

输液港拔针步骤见图1-5-2。

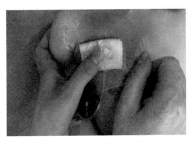

a. 协助患儿取仰卧位,暴露穿刺部位。去除透明敷料外胶带,沿四周 0° 平拉去除原有透明敷料

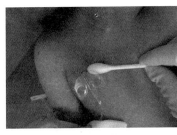 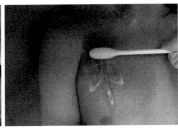

b. 消毒方法同无损伤针穿刺时

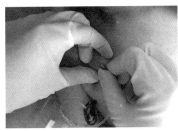 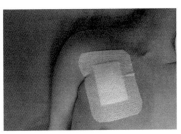

c. 一手固定输液港座,另一手拔出无损伤针,以无菌敷贴覆盖穿刺点,按压 3～5min,覆盖穿刺部位 24h

图 1-5-2 输液港拔针步骤

1. 评估局部皮肤情况、无损伤针留置时间及功能。

2. 准备一次性输液港护理套件、10ml 注射器、肝素钠封管液(肝素钠封管注射液或者肝素钠注射液配制成浓度 10～100U/ml)、无菌敷料、免洗手消毒液、锐器桶、医疗垃圾桶,生活垃圾桶。

【拔除后注意事项】

1. 检查无损伤针的完整性。

2. 拔针后穿刺点使用密闭性敷料覆盖至少 24h。

3. 按压穿刺点 3～5min,直至不出血为止。

(丁亚光)

第六节　外周动脉导管的固定与维护

【概述】

外周动脉导管(以下简称动脉导管)主要用于有创血压监测、动脉血气标本采集和血液标本采集。为危重症患儿留置动脉导管可提供连续、动态、准确的血压数据,减少反复动静脉穿刺采血给患儿带来的痛苦,提高护理工作效率。

【评估】

1. 患儿年龄、病情、自理能力和配合程度。

2. 动脉波形情况,如波形平直,提示管腔堵塞。

3. 外周动脉置管部位皮肤有无出血、血肿,置管侧肢体末梢的颜色及温度。

4.透明敷料有无卷边、松动、潮湿或污渍。

【用物准备】

无菌手套、无菌透明敷料、预充式注射器（或一次性注射器、0.9%氯化钠注射液10ml）、消毒棉片、一次性垫巾、无菌棉签、无菌棉球、胶布、免洗手消毒液、污物罐、医疗垃圾桶、生活垃圾桶。

【管路固定步骤】

外周动脉短导管固定步骤见图1-6-1。

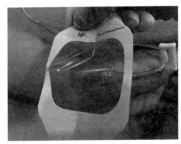

a. 以穿刺点为中心无张力放置透明敷料

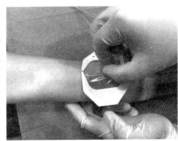

b. 以穿刺点为中心塑形

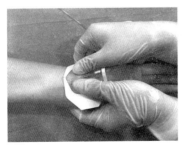

c. 按压固定

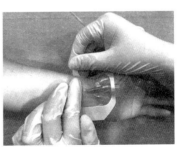

d. 边按压边去除纸质边框

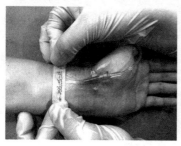 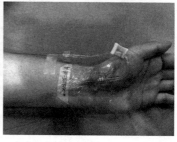

e. 标记穿刺时间　　　　　　　　f. 动脉留置针固定完成

图 1-6-1　外周动脉短导管固定步骤

【维护原则】

1. 置管后 24h 进行首次维护。

2. 透明敷料至少每 7d 更换 1 次。

3. 纱布敷料至少每 2d 更换 1 次。

4. 敷料受潮、松动或有明显污染应立即更换。

5. 敷料下出现潮湿、渗出液或血液时应立即进行更换。

6. 每 4d 更换 1 次动脉导管冲洗装置和冲洗液,定时监测动脉置管肢体的远端动脉搏动。

【护理重点】

1. 皮肤消毒剂首选 2% 葡萄糖酸氯己定乙醇,如对氯己定溶液有禁忌,可以选择碘伏或 75% 乙醇。对于早产儿、低体重新生儿和出生 14d 以内的新生儿,谨慎使用 2% 葡萄糖氯己定乙醇,避免使用碘酊。

2. 观察穿刺部位有无红、肿、热、痛;敷料有无卷边、脱落,是否干燥整洁。

3. 动脉导管应正确粘贴标识,以防止误经动脉给药。

4. 系统归零。压力换能器应置于心脏平面,患儿更换体位、更换管路都要常规进行系统校零。系统校零时,换能器的零点应与心脏体表标志点(即第 4 肋间隙与腋中线的交点)对齐,转动三通使压力传感器与大气相通,监护仪上显示"0"时,转回三通使压力传感器与动脉相通。

5. 患儿使用注射泵进行动脉冲洗宜设定为 0.5～1.0ml/h 维持动脉导管通畅性;儿童动脉测压时,维持加压袋 20kPa(150mmHg)持续冲洗导管。

6. 压力传感器每 4d 更换 1 次,导管内残留血液应及时冲洗,导管完整性受损、污染时立即更换。其他组件(管道、连续冲洗设备)应与传感器同时更换。

7. 桡动脉是动脉导管穿刺的首选部位,特殊情况下可以选择肱动脉、头皮动脉、足背动脉、股动脉,头皮动脉推荐选择颞浅动脉。

【导管的拔除】

1. 每天评估动脉导管的临床需求,不再需要动脉导管后,应尽快拔除。由于动脉导管感染风险较高,股动脉置管不宜超过 5d,其他部位不宜超过 7d。

2. 拔除动脉导管之前,应检测国际标准化比值(international normalized ratio,INR)、部分凝血活酶时间(partial thromboplastin time,PTT)、血小板计数,并注意用药是否会干扰凝血及血小板功能。任何指标异常或使用抗血小板药物,拔管时穿刺点压迫时间都应延长。

3. 拔除动脉导管应遵守无菌操作,拔管人员做好以下准备措施:洗手、戴无菌手套,穿隔离衣,戴口罩和防喷溅面罩。

4. 去除敷料后,在动脉穿刺部位放置无菌纱布并压迫该处,然后缓慢拔出动脉导管,持续按压动脉及皮肤穿刺点,桡动脉拔管后按压3～5min,股动脉拔管后按压5～10min,凝血障碍、有出血倾向的患儿在拔管后应延长按压时间直至出血停止后,方可包扎伤口。

5. 检查拔出导管的长度及完整性。

6. 股动脉拔管后2h不可屈髋。移除动脉导管后,应该评估和记录插管区域的血液循环状态;如果发现循环和/或感观异常,应通知医生及时处理。

(王雪静)

第七节　新生儿脐静脉导管的固定与维护

【概述】

脐静脉置管(umbilical venous catheterization,UVC)是将导管从脐静脉插至门静脉与右心房之间的下腔静脉段,是救治危重新生儿的重要技术。在胎龄小、出生体重低、需要气管插管等高级生命支持、多次外周静脉穿刺均不成功等情况下,脐静脉导管是重要的静脉通路,是保障救治的重要手段。正确固定与维护脐静脉导管可保证静脉输液的通畅,降低非计划性拔管的风险。

【评估】

1. 患儿精神状态、生命体征。

2. 患儿脐部及脐周皮肤情况,有无红肿、分泌物、渗血、渗液、异味及过敏。

3.患儿腹部皮肤颜色是否正常、有无腹胀。

4.脐静脉导管外露长度有无变化,是否脱出或进入体内。

5.胶布有无潮湿、脱落、污染。

【用物准备】

1.一次性无菌手套、无菌治疗中、带线缝合针、无菌棉球、一次性弯盘、皮肤消毒剂、黏着性棉布伸缩包带、液体敷料或水胶体敷料、无菌棉线、无菌透明敷料、免洗手消毒液、医疗垃圾桶、生活垃圾桶。

2.胶带准备 准备 2 条管路固定胶带及 2 条辅助固定胶带(图 1-7-1),胶带尺寸均为 1cm×8cm。

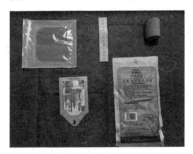

a.物品准备

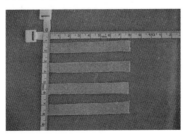

b.固定用胶布

图 1-7-1 脐静脉导管固定胶带

【管路固定步骤】

脐静脉导管达到预计插管的位置,回抽血通畅,固定脐静脉导管,步骤见图 1-7-2。

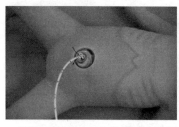

a. 无菌棉线围绕脐根部做荷包缝合,固定脐静脉导管

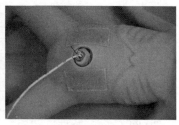

b. 使用超薄敷料或液体敷料保护皮肤

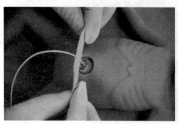

c. 近脐根部粘贴横向胶带

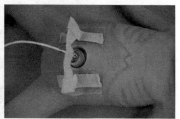

d. 使用辅助胶带粘贴住固定胶带两端,注意不要覆盖脐部,形成"桥形"

图 1-7-2　脐静脉导管固定步骤

【维护原则】

1. 固定敷料出现潮湿、渗血或渗液、松动、卷边等情况及时更换。

2. 脐部及周围皮肤出现红肿、皮疹等过敏现象应及时更换敷料。

【护理重点】

1. 严格执行无菌技术及手卫生操作规程。

2. 术后密切观察脐静脉导管外露长度,做好交接班,如有脱出,导管不能再次插入,防止发生感染。

3. 插管后密切观察脐部置管处有无渗血、渗液、红肿,做好脐部护理。每天消毒脐带根部及周围皮肤3次,如渗血较多,应及时维护。脐部出现感染应拔除导管。

4. 保持脐静脉管路密闭状态,更换液体或输液接头时避免空气进入导管,防止空气栓塞。

5. 脐静脉导管意外脱管出血时,沿脐静脉走行的方向,用手指捏紧脐带上面的腹部皮肤达到止血目的(只按压脐带残端不能达到止血目的)。

6. 防止尿便污染,更换纸尿裤时男婴阴茎应向下。

【导管的拔除】

脐静脉导管拔除步骤见图1-7-3。

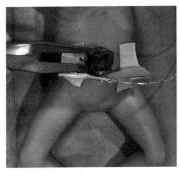 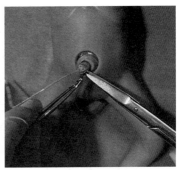

a. 碘伏棉球消毒脐部及周围皮肤,去除固定导管敷料　b. 无菌剪刀剪掉所有结扎固定线

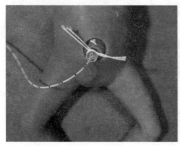 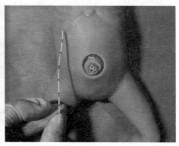

c. 扎一根无菌棉线,先宽松轻绑,缓慢 地拔出导管,直到剩下 2~5cm 时扎紧 无菌棉线,缓慢拔出导管(1cm/min), 按压至出血停止

d. 解开无菌棉线。检查并确保脐静脉 导管完整性

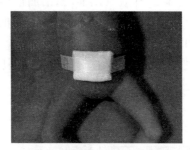

e. 无菌纱布覆盖脐带,加压 24h 后去除 纱布,常规脐部消毒

图 1-7-3 脐静脉导管拔除步骤

1.准备无菌棉球、一次性弯盘、皮肤消毒剂、无菌棉线、无菌剪刀、无菌棉签或纱布、无菌治疗巾、一次性无菌手套、免洗手消毒液、污物罐、锐器桶、医疗垃圾桶、生活垃圾桶。

2.评估患儿精神状态、生命体征,脐部及脐周有无红肿、渗血、渗液、皮疹或破损,腹部皮肤颜色是否正常、有无腹胀。

3.七步洗手法洗手,戴无菌手套,铺无菌治疗巾。助手将皮肤消毒剂倒入弯盘,浸湿棉球。使用消毒液棉球消毒脐部及周围皮肤,去除固定导管敷料,无菌剪刀剪掉所有结扎固定线。

4.扎一根无菌棉线,先宽松轻绑,慢慢地拔出导管,直到剩下 2～5cm 时扎紧无菌棉线,停止输液,缓慢拔出导管(1cm/min),按压至出血停止,解开无菌棉线。检查并确保脐静脉导管的完整性。

5.予无菌纱布覆盖脐带,加压 24h 后去除纱布,常规脐部消毒。

6.记录拔管时间、过程、导管长度以及操作者。

7.建议脐静脉导管留置时间不超过 14d,当患儿不再需要时应尽早拔除。

(钟学红)

第八节　新生儿脐动脉导管的固定与维护

【概述】

脐动脉置管(umbilical artery catheterization,UAC)是指将导管直接置入脐动脉,利用新生儿出生后短时间内胎儿血液循环解剖通路未闭合的特点进行置管。脐动脉置管不能长期保留,一般为 10d,主要应用于需要反复留取动脉血标本、有创血压持续监测、进行动静脉换血或血管造影的危重新生儿。

【评估】

1. 患儿精神状态、生命体征、凝血功能、病情。

2. 患儿脐部及脐周皮肤情况,有无红肿、分泌物、渗血、渗液、异味及过敏。

3. 患儿臀部及双下肢皮肤颜色是否正常。

4. 脐动脉导管外露长度有无变化,是否脱出或进入体内。

5. 胶布有无潮湿、脱落、污染。

【用物准备】

1. 一次性无菌手套、无菌治疗巾、无菌棉球、一次性弯盘、带线缝合针、皮肤消毒剂、黏着性棉布伸缩包带、液体敷料或水胶体敷料、无菌透明敷料、无菌棉线、免洗手消毒液、医疗垃圾桶、生活垃圾桶。

2. 胶带准备　准备 2 条管路固定胶带及 2 条辅助固定胶带,胶带尺寸均为 1cm×8cm。

【管路固定步骤】

1. 脐动脉导管达到预计插管的位置,回抽血通畅。

2. 用无菌棉线先围绕脐带根部做荷包缝合,将线缠绕导管后打结,线末端用胶布固定在导管上。

3. 脐动脉导管固定方法同脐静脉导管。

4. 如同时有脐动静脉导管,可按图 1-8-1 中两种方法固定。

【维护原则】

1. 固定敷料出现潮湿、渗血或渗液、松动、卷边等情况及时更换。

2.脐部及周围皮肤出现红肿、皮疹等过敏现象应及时更换敷料。

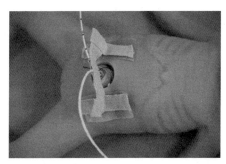

a.脐动静脉导管固定方法一

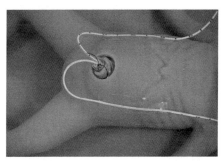

b.脐动静脉导管固定方法二

图 1-8-1　脐动静脉导管固定

【护理重点】

1.严格执行无菌技术及手卫生操作规程。

2.术后密切观察患儿双侧下肢循环灌注状态,如足背动脉搏动、足底毛细血管再充盈时间、趾端皮肤颜色和皮温变化,及早发现下肢血栓的早期症状。

3. 密切观察脐动脉导管外露长度,做好交接班。随时观察脐动脉导管是否有脱出,若导管不能再次插入,防止发生感染。

4. 插管后密切观察脐部置管处有无渗血、渗液、红肿,做好脐部护理,每天消毒脐部 3 次,如渗血较多,应及时处理并更换胶布。

5. 保持脐动脉管路密闭状态。更换测压装置时,使用肝素盐水(1U/ml)充满管路并保持三通各方面均关闭状态,防止空气进入导管。

6. 新生儿有创动脉血压监测,脐动脉导管需肝素生理盐水(1U/ml)以 1～2ml/h 的速度连续缓慢输注,保持畅通,防止血栓。

7. 脐动脉导管意外脱管出血时,沿脐动脉走行的方向,用手指捏紧脐带上面的腹部皮肤达到止血目的(只按压脐带残端不能达到止血目的)。

8. 防止尿便污染,更换纸尿裤时男婴阴茎应向下。

【导管的拔除】

1. 准备无菌棉球、一次性弯盘、皮肤消毒剂、无菌剪刀、无菌棉签或纱布、无菌治疗巾、无菌手套、免洗手消毒液、污物罐、锐器桶、医疗垃圾桶、生活垃圾桶。

2. 评估患儿精神状态、生命体征,脐部及脐周有无红肿、渗血、渗液、皮疹或破损,腹部皮肤颜色是否正常、有无腹胀。

3. 七步洗手法洗手,戴无菌手套,铺无菌治疗巾。助手将皮肤消毒剂倒入弯盘,浸湿棉球。使用消毒液棉球消毒脐部及周围皮肤,去除固定导管敷料,无菌剪刀剪掉所有结扎固定线。

4. 拔出脐动脉导管前停止肝素液体输入,消毒脐部,将脐动脉插管缓慢拔至5cm处,以每分钟1cm的速度缓慢撤管,直至完整拔出,检查并确保脐动脉导管的完整性。完整拔出后使用无菌纱布覆盖脐部,加压24h后去除纱布,消毒脐部。

5. 记录拔管时间、过程、导管长度以及操作者。

6. 脐动脉导管建议留置时间不超过10d,当患儿不再需要时,应尽早拔除。

（王　娟）

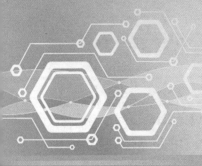

第二章

引流管的固定与维护

第一节　导尿管的固定与维护

【概述】

留置导尿是指在严格无菌操作下,将导尿管经尿道插入膀胱并保留在膀胱内,引流尿液的方法。留置导尿主要用于尿失禁、尿潴留时引流尿液,阴茎及尿道手术后的尿路支撑,测膀胱残余尿及膀胱尿道造影等。正确固定与维护留置导尿管可降低尿路感染风险,预防非计划性拔管。

【评估】

1. 患儿年龄、病情、自理能力和配合程度。

2. 会阴及阴茎处是否存在伤口,伤口有无渗血、渗液、内分泌物增多。

3. 导管固定处敷料有无卷边、粘贴不牢等现象。

4.局部皮肤是否出现红肿、皮疹及瘙痒等过敏反应。

【用物准备】

1.无菌手套、治疗巾、无菌棉签、75% 乙醇、免洗手消毒液、医疗垃圾桶、生活垃圾桶、低敏性医用弹力胶布。

2.准备 2 条管路固定胶带,固定胶带尺寸为 12cm×2.5cm(图 2-1-1)。

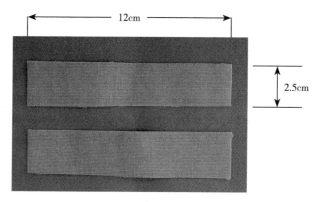

图 2-1-1 留置导尿管固定胶带准备

【管路固定步骤】

留置导尿管固定步骤见图 2-1-2。

【维护原则】

1.会阴及阴茎伤口敷料如出现渗血、渗液等情况,要及时通知医生,及时处理。

2.导管固定处敷料如出现卷边、粘贴不牢等现象,要及时更换。

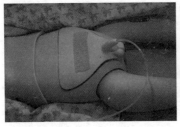 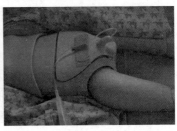

a. 充分暴露尿管固定位置，将一条固定 b. 将另一条固定胶带应用高举平台法
胶带无张力粘贴于下腹部   覆盖固定于第一条管路固定胶带上

图 2-1-2　留置导尿管固定步骤

3. 保证尿袋的位置是高于地面、低于耻骨联合处。

4. 如导管固定处的皮肤出现瘙痒、皮疹等现象，要及时更换位置。

【护理重点】

1. 保持导尿管通畅　手术后留置的 6～10F 儿童型导尿管较细，易被血块、尿液结晶阻塞，故保持导尿管引流通畅、严密观察尿液引流性状是术后的护理重点。

2. 观察要点　引流尿液的颜色、性质及尿量变化，以及导尿管有无移位，是否受压、扭曲、折叠，集尿袋位置是否低于膀胱平面，接头处无松动，是否维持了重力引流等。

3. 保持患儿会阴清洁　医生每天评估患儿留置导尿管的必要性，在病情允许的情况下，尽早拔除导尿管，尽量保持患儿会阴局部清洁。对于会阴及阴茎存在伤口的患儿，要及时观察伤口敷料的渗血、渗液、污染情况，通知医生及时更换敷料。对于会阴及阴茎不存在伤口的患儿，每天用清水或生理盐水、清洗尿道口周围区域和导尿管表面。

4. 保持集尿袋系统的密闭性　如出现导尿管下端从接

口处脱出,应立即用止血钳夹闭导尿管上端并用无菌纱布覆盖,戴无菌手套,采用无菌技术,为患儿更换新的集尿袋。

5. 常规更换导尿管及引流袋 并不推荐固定更换的时间间隔,推荐依据临床指征进行更换,例如发生感染、梗阻或密闭的引流装置开放。

6. 鼓励患儿多饮水达到内冲洗的目的,并协助更换卧位。发现尿液浑浊、沉淀、有结晶时应做膀胱冲洗,每周做尿常规检查 1 次。

【导管的拔除】

1. 导尿管拔管指征(视疾病而异)

(1)尿道下裂患儿留置导尿管期间未出现漏尿,排尿流畅,无感染症状,伤口愈合良好的情况下,可以给予拔管,一般为术后 2～3 周。

(2)除尿道下裂患儿外,留置导尿管期间患儿排尿流畅,无感染症状,可以给予拔管,一般为术后 1 周。

2. 具有支撑尿道伤口作用的导尿管拔管必须由医生执行,护士可予以协助,操作流程如下:

(1)拔管前应先夹闭尿管,当膀胱充盈以后,患儿感觉到尿意时可以拔管。

(2)常规消毒伤口周围皮肤。

(3)拔管时安抚患儿,避免紧张。拔管动作轻柔,以免出现出血或者剧烈疼痛,如出现出血状况或剧烈疼痛,立即停止操作。

(4)尿道下裂患儿拔除导尿管时,应把阴茎抬高至 90°,以免损伤阴茎黏膜。

3. 拔管后注意事项

(1)拔除尿管后嘱患儿多饮水,勤排尿,避免发生尿潴留。

(2)拔管后如出现排尿困难,可采取腹部热敷或听流水声促进排尿。

(张凤云)

第二节　胸腔闭式引流管的固定与维护

【概述】

胸腔闭式引流是将引流管置于胸膜腔内,连接一个密闭式的引流装置,其目的是引流胸膜腔内的积气、积液,重建胸膜腔内负压,使肺复张,以及平衡胸膜腔内压力,避免纵隔移位。正确固定与维护胸腔闭式引流管可维持引流通畅,降低非计划性拔管的风险。

【评估】

1. 患儿年龄、病情、自理能力和配合程度。

2. 胸腔闭式引流局部伤口敷料有无潮湿、渗液、渗血。

3. 敷料是否出现卷边及松动。

4. 局部皮肤是否出现红肿、皮疹及瘙痒等过敏反应。

【用物准备】

1. 无菌手套、治疗巾、无菌棉签、75% 乙醇、免洗手消毒液、医疗垃圾桶、生活垃圾桶、低敏性医用弹力胶布。

2. 固定胶带准备,如图 2-2-1 所示,准备 1 条管路固定胶带及 2 条辅助固定胶带。管路固定胶带尺寸：婴幼儿 5cm×10cm；年长儿：5cm×15cm。辅助固定胶带尺寸为 12cm×2.5cm。

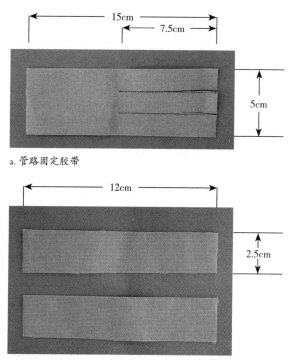

a. 管路固定胶带

b. 辅助固定胶带

图 2-2-1　胸腔闭式引流管固定胶带准备

【管路固定步骤】

胸腔闭式引流管固定步骤见图 2-2-2。

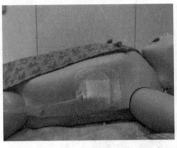
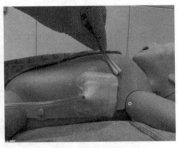

a. 充分暴露引流管位置,注意保护患儿
隐私

b. 清洁管路周围皮肤

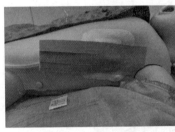
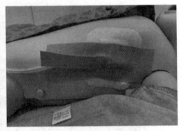

c. 以引流管与皮肤外露点为中点,无张
力粘贴

d. 将尾端2条胶带平行固定于管路两侧
皮肤,管路固定胶带,将伤口敷料覆盖

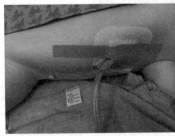
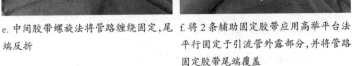

e. 中间胶带螺旋法将管路缠绕固定,尾
端反折

f. 将2条辅助固定胶带应用高举平台法
平行固定于引流管外露部分,并将管路
固定胶带尾端覆盖

图 2-2-2　胸腔闭式引流管固定步骤

【维护原则】

1. 伤口敷料及固定敷料出现潮湿、渗血或渗液时,应及时更换。

2. 固定敷料出现卷边及松动时应及时更换。

3. 局部皮肤出现红肿、皮疹、瘙痒等过敏反应时,应及时更换敷料。

【护理重点】

1. 观察引流装置是否漏气,水封瓶中的长管水柱波动情况,如波动不明显,可以让患儿进行深呼吸或咳嗽后再进行观察。

2. 观察患儿面色、呼吸等情况。

3. 观察引流管是否通畅及引流液的性状、颜色、量等。气胸、胸腔积液患儿如突然停止气体排出或者引流液迅速减少,可能意味着引流管堵塞,或气体、液体已经全部排出。应检查引流管是否扭曲或阻塞,通知医生检查引流管位置,观察患儿有无呼吸困难。

4. 如出现胸腔闭式引流管脱出,应立即用手顺皮纹捏闭伤口处皮肤,可使用无菌凡士林油纱封闭伤口,并立即通知医生消毒处理,必要时重新置管。

5. 如出现引流管断裂或自接口处滑脱、引流瓶损坏等情况,应立即用双止血钳夹闭胸腔近端导管,并通知医生,重新连接。

6. 为避免气体进入胸腔,更换胸腔引流瓶时或移动患儿离床时,用两把止血钳双向夹闭引流管。更换引流瓶时,确定水封瓶中的长管在液面下 2～3cm 方可松开止血钳。

【导管的拔除】

1. 胸腔闭式引流管拔管指征(视疾病而异)

(1)术后引流量减少,一般引流量<50ml/d,可以考虑拔管。

(2)胸片示肺复张良好,没有积气或积液。

2. 胸腔闭式引流拔管必须由医生执行,护士可予以协助,操作流程如下:

(1)常规消毒伤口周围皮肤。

(2)嘱患儿深吸气后屏气,医生于吸气末拔除引流管,同时迅速使用无菌凡士林纱布覆盖伤口(或留有备线者,由助手快速将缝线打结),避免气体进入胸腔。

(3)使用无菌敷料将伤口加压包扎,避免空气进入。

3. 拔管后注意事项

(1)观察患儿是否存在胸闷、呼吸急促或呼吸困难。

(2)观察局部伤口愈合情况,是否有渗血、渗液、漏气、皮下气肿。

(3)观察患儿是否存在异常胸壁运动。

(王春立　任　寒)

第三节　腹腔引流管的固定与维护

【概述】

腹腔引流管是在腹腔外科手术时,医生根据手术需要,在手术部位或病灶部位下方放置的引流装置,目的是将腹腔中积聚的各种渗液或漏液引至体外,避免术区积液及感染,影响伤口愈合,以及随时观察有无吻合口出血和瘘的发生。

【评估】

1. 评估患儿病情、生命体征、腹部体征、精神状态及配合程度。

2. 观察伤口敷料有无渗血、渗液。

3. 观察引流液的颜色、性状及量,了解引流是否通畅。

4. 局部皮肤是否出现红肿、皮疹及瘙痒等过敏反应。

【用物准备】

1. 治疗盘、治疗巾、75%乙醇、无菌手套、无菌棉签、免洗手消毒液、医疗垃圾桶、生活垃圾桶、低敏性医用弹力胶布。

2. 固定胶带准备,如图2-3-1所示,准备1条管路固定胶带及2条辅助固定胶带。管路固定胶带尺寸为5cm×15cm,可根据伤口大小进行调整;辅助固定胶带尺寸为12cm×2.5cm。

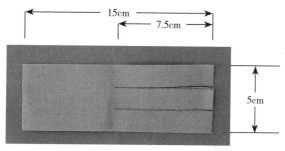

a.管路固定胶带

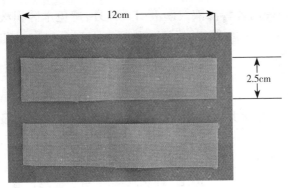

b. 辅助固定胶带

图 2-3-1　腹腔引流管固定胶带准备

【管路固定步骤】

腹腔引流管固定步骤见图 2-3-2。

【维护原则】

1. 伤口敷料及固定敷料出现潮湿、渗血、渗液、松动及卷边时应及时更换。

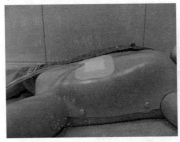
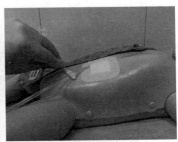

a. 充分暴露引流管位置,注意保护患儿　b. 清洁管路周围皮肤
隐私

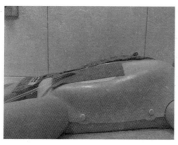 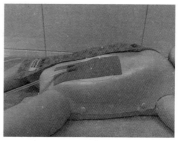

c. 以外露引流管顶端为中心，无张力粘贴管路固定胶带，覆盖伤口敷料上下两端，将尾端两条胶带平行固定于管路两侧皮肤

d. 中间胶带以螺旋法将管路缠绕固定，尾端反折

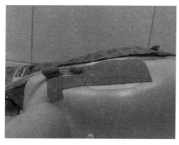 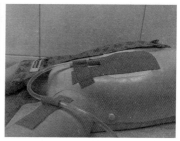

e. 将第1条辅助固定胶带应用高举平台法固定于导管外露部分，并将管路固定胶带尾端覆盖

f. 保持引流管自然弯曲，并预留一定的活动空间，将第2条辅助固定胶带应用高举平台法固定于腹部皮肤或大腿处皮肤

图 2-3-2 腹腔引流管固定步骤

2. 局部皮肤出现红肿、皮疹、瘙痒等过敏反应时，应及时更换敷料。

【护理重点】

1. 粘贴固定胶带时注意采用无张力粘贴方式，避免因张力牵拉皮肤导致医用粘胶性皮肤损伤。

2.固定引流管后保持患儿合适的体位并预留一定的活动范围,保证引流管能自然弯曲,以避免出现扭曲弯折的情况。

3.给予管路评估,根据评估结果实施干预措施。如引流管应远离患儿手进行放置、加强巡视引流管固定情况等,必要时适当约束四肢,避免非计划性拔管。

4.妥善放置引流袋或负压引流装置,保持引流袋位置低于引流部位,负压装置注意保持有效负压,避免引流管折叠、扭曲。定时观察引流液的颜色、性状和引流量,确保引流通畅有效。

5.患儿下床活动时,向患儿及家长做好宣教工作,避免剧烈活动及过度牵拉引流管,勿抬高引流袋造成引流液逆行感染,必要时夹闭引流管。

【导管的拔除】

1.腹腔引流管拔管指征

(1)引流量持续减少,引流液由血性转为浅血性或清亮,引流量<10ml/d,可以考虑拔管。

(2)夹闭腹腔引流管24~48h,患儿生命体征平稳,无腹部症状,复查外周血象正常。

(3)必要时行腹部 B 超,明确有无积液。

2.腹腔引流拔管必须由医生执行,护士可予以协助,操作流程如下:

(1)常规消毒伤口周围皮肤。

(2)拆除固定缝合线。

(3)边旋转引流管边缓慢拔出,查看引流管是否完整。

(4)粘贴无菌敷料。

3.拔管常见并发症的观察及处理

（1）拔管困难：多因引流管留置时间较长，与周围组织粘连引起。可采用边旋转边退管、改变体位、管腔注射生理盐水以达到松解引流管周围粘连的效果，可采用分段拔出的方法降低拔管难度。医生拔管后，护士需密切观察患儿生命体征、有无腹痛及切口渗血情况。

（2）腹腔出血：多因拔管时牵拉引起手术创面或大网膜血管撕裂导致，少量出血时可压迫止血或遵医嘱应用止血药物。若出血量大，需严密观察患儿生命体征特别是血压的变化、面唇色改变，详细记录出血量，遵医嘱输血补液，关注腹部 CT 或彩超检查结果，情况紧急时应做好急诊手术的相关术前准备。

（3）引流管断裂：多因引流管粘连引起，需手术取出残端，以免出现反复腹痛、包裹性囊肿甚至脓肿。护士应立即安抚患儿及家长情绪，配合医生做好手术准备。

（4）瘘管：引流管拔除后腹腔和外界相通，患儿自身营养不良、切口处愈合不佳、伤口感染等因素均可导致腹壁缺损难以愈合，形成瘘管。护士应向患儿及家长做好宣教，拔管后观察伤口愈合情况，如出现愈合不良需及时就医，及时更换敷料，遵医嘱做好营养支持、抗感染，促进伤口愈合。

（5）大网膜疝：多于阑尾炎手术、肠道手术等下腹部手术拔除引流管时发生，嵌顿在引流管侧孔中的大网膜被一并拖出所造成。少量大网膜轻轻回纳即可，若大网膜出血，可丝线结扎止血后回纳，一般不影响患儿伤口恢复。

（任　寒）

第四节 脑室引流管的固定与维护

【概述】

脑室外引流是指经颅骨钻孔穿刺侧脑室,放置引流管(一般为侧脑室前角)将脑脊液引流至体外的技术,目的是将血性或污染的脑脊液引流到体外,有时也用于监测和控制颅内压以及经引流管注射药物。脑室外引流系统由体内引流管和体外引流装置组成。正确固定与维护脑室引流管可维持引流通畅,降低非计划性拔管的风险。

【评估】

1. 患儿年龄、病情、自理能力和配合程度。
2. 头部伤口敷料有无潮湿、渗血、渗液。
3. 头部伤口敷料是否出现卷边及松动。
4. 局部皮肤是否出现红肿、皮疹及瘙痒等过敏反应。

【用物准备】

1. 无菌手套、治疗巾、无菌棉签、75% 乙醇、免洗手消毒液、医疗垃圾桶、生活垃圾桶、低敏性医用弹力胶布。
2. 固定胶带准备,如图 2-4-1 所示,准备 2 条管路固定胶带,尺寸为 8cm×5cm。

【管路固定步骤】

脑室引流管固定步骤见图 2-4-2。

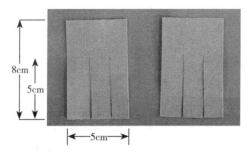

图 2-4-1　脑室引流管固定胶带准备

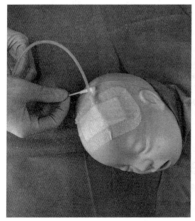

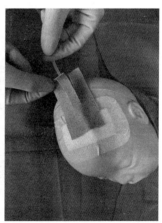

a. 充分暴露引流管位置,清洁管路周围皮肤

b. 中间胶带与引流管重叠,无张力粘贴管路固定胶带

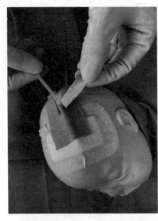

c. 中间胶带螺旋法将管路缠绕固定,尾端反折

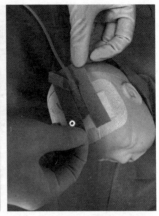

d. 以同样方法粘贴第 2 条管路固定胶带,开口方向与第 1 条相反

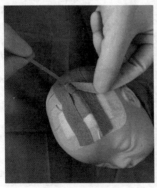

e. 中间胶带螺旋法将管路缠绕固定,尾端反折

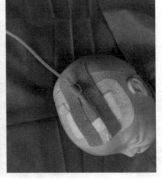

f. 完成脑室引流管的固定

图 2-4-2　脑室引流管固定步骤

【维护原则】

1.伤口缝线如出现松动、脱落,应及时告知医生给予处理。

2.敷料及固定敷料出现潮湿、渗血或渗液时,应及时更换。

3.固定敷料出现卷边及松动时,应及时更换。

4.局部皮肤出现红肿、皮疹、瘙痒等过敏反应时,应及时更换敷料。

【护理重点】

1.帮助患儿翻身及活动时,动作应轻柔,避免牵拉,严防管路滑脱。

2.保持引流管通畅,管路不可受压、扭曲、打折。

3.患儿哭闹引起单位时间内脑脊液流出过多时,应及时告知医生,遵医嘱暂时关闭引流装置。

4.引流管最高点高于侧脑室平面 $10\sim15$cm(平卧:外眦与外耳道连线中点水平面;侧卧:正中矢状面)。引流速度不宜过快,引流量一般每天不超过 $100\sim150$ml。引流速度平均小于 $15\sim20$ml/h。快速引流脑脊液可致脑室坍塌,如发现单位时间内引流量过多时及时通知医生。

5.观察引流液的性质。正常脑脊液无色透明,无沉淀。一般患儿术后 $1\sim2$d 脑脊液可略呈血性,后转橙黄色,最终转为无色透明。若引流液由清亮变血性,应警惕再出血。引流液变混浊伴有体温升高可能发生颅内感染,及时报告医生处理。

6.严格无菌操作,防止感染。

【导管的拔除】

1. 脑室引流管一般留置时间为 7～10d，不应超过 2 周。若有必要延长引流时间，可拔管另选穿刺部位重新置管。在计划拔管前 24h 应常规夹闭试验，同时密切观察患儿意识、瞳孔及呼吸节律等变化，并复查头颅 CT 以确保拔管成功。

2. 脑室引流管拔管必须由医生执行，护士可予以协助，操作流程如下：

（1）常规消毒伤口周围皮肤。

（2）拆除头部管路固定缝线，拔除脑室外引流管。拔管后观察脑室外引流管整条管路是否完整。

（3）缝合皮肤伤口，并使用无菌敷料将伤口加压包扎。

3. 拔管后注意事项

（1）观察患儿意识、瞳孔及呼吸节律等。

（2）观察局部伤口愈合情况，是否有渗血、渗液。

（何久智）

第五节　胃造瘘管的固定与维护

【概述】

胃造瘘是采用手术造口或在内镜引导下经腹壁将导管置入胃内，以达到对不能经口进食的患儿行胃肠内营养或胃肠减压的目的，适用于各种不同原因导致的吞咽或进食困难、意识不清、经口腔或鼻饲补充营养有困难以及神经性厌食和神经性呕吐患儿。正确固定与维护胃造瘘管可维持正常持续喂养,降低非计划性拔管的风险。

【评估】

1. 患儿年龄、病情、自理能力和配合程度。

2. 局部皮肤是否有红肿、皮疹及瘙痒等过敏反应。

3. 置管后标记导管的外露长度,识别导管是否移位。

【用物准备】

1. 治疗盘、治疗巾、75% 乙醇、无菌手套、无菌棉签、免洗手消毒液、医疗垃圾桶、生活垃圾桶、低敏性医用弹力胶布。

2. 固定胶带准备,同腹腔引流管固定(图 2-3-1),准备 1 条管路固定胶带及 2 条辅助固定胶带。管路固定胶带尺寸为 5cm×15cm,可根据伤口大小进行调整;辅助固定胶带尺寸为 12cm×2.5cm。

【管路固定步骤】

胃造瘘管固定步骤同腹腔引流管固定(图 2-3-2)。

【维护原则】

1. 伤口敷料及固定敷料出现潮湿、渗血、渗液、松动及卷边时应及时更换。

2. 局部皮肤出现红肿、皮疹、瘙痒等过敏反应时,应及时更换敷料。

【护理重点】

1. 保持造瘘口周围皮肤清洁、干燥,防止感染。

2. 观察胃造瘘口周围皮肤有无红、肿、热、痛以及胃内容物渗漏等情况。

3. 保持胃造瘘管通畅,进行营养液灌注时观察是否顺畅无阻力,每次进食和用药前后用温开水 20～30ml 冲洗管路,采用脉冲式推注法,以防堵塞导管并滋生细菌。

4. 观察患儿面色、呼吸等情况,若患儿出现呛咳、呼吸急促或咳出类似灌注营养液的物质,应疑有反流误吸可能,须立即检查胃造瘘管是否受压、扭曲、折叠、堵塞,应鼓励患儿咳嗽,利于吸入物排出,必要时给予负压吸引。

5. 如突然出现腹痛、胃造瘘管周围皮肤有类似营养液渗出,应怀疑胃造瘘管移位、营养液进入游离腹腔,应立即停止营养液灌注并告知医生。

6. 经胃造瘘灌注前需回抽胃残留物,若残留量超过注入量 30% 多提示胃排空时间延迟,应推迟灌注。

7. 胃造瘘进行营养液灌注期间将床头抬高 30°～45°,对于存在胃食管反流的患儿,在肠内营养结束之后仍应保持至少 1h。

8. 观察患儿是否出现腹泻、腹胀,根据具体情况及时对症处理:如遵医嘱降低营养液的浓度并适当加温至 38～40℃;调整输注速度,开始宜慢,根据患儿的适应情况及每天所需量而调整输注速度。

9. 帮助患儿翻身及活动时,动作应轻柔,避免牵拉胃造瘘管,严防管路滑脱。外露管路给予妥善固定,固定管路时预留一定的活动范围,保证自然弯曲。

10. 胃造瘘管未使用时,管道开口处需保持夹闭状态并向上固定于腹部。

11. 严格无菌操作,防止感染。

12. 如胃造瘘管脱出,应立即通知医生,配合医生重新置管。

13. 允许在胃造瘘置管后 4h 经管给予水和药物,次日可开始管饲。

14. 确保正确放置外固定器以免内、外固定器间的组织受压。

15. 保持胃造瘘部位清洁,冲洗造瘘管以防堵塞。

16. 为防止胃造瘘管意外移动,应固定外部造瘘管,使其不会被意外拉出。

17. 放置外固定器时,应留出 1～2cm 的出入余量。如果患儿的体重增加或减轻,可能需调整固定器。

18. 日常护理时应稍将胃造瘘管向前推入伤口并旋转。这样可确保内固定器不会埋入胃黏膜内。旋转后,应将胃造瘘管置于其初始位置。

19. 1 周后,如果胃造瘘管周围没有出现渗漏污染患儿衣物,可以用肥皂和水清洁伤口并去除纱布敷料。

20. 不可通过胃造瘘管给予膨胀剂和树脂类药物。

21. 如果担心更换的胃造瘘管可能被放置到腹膜腔内,则应在开始管饲前,通过胃造瘘管进行水溶性造影剂检查以确认胃造瘘管的位置是否正确。

【导管的拔除】

1. 胃造瘘管拔管指征

(1)医生根据治疗需求考虑拔管时间。

(2)可经口进食,进食后无恶心、呕吐、反流、胃潴留,无腹痛、腹胀及腹泻。

2. 胃造瘘管拔管必须由医生执行,护士可予以协助,操作流程如下:

（1）拆除管路固定胶带及伤口敷料。

（2）常规消毒伤口周围皮肤,拔除胃造瘘管,拔管后观察胃造瘘管是否完整。

（3）使用无菌敷料覆盖伤口,保持敷料清洁、干燥,直至瘘管闭合。

3.拔管后注意事项

（1）观察患儿有无呛咳及呼吸异常等。

（2）观察局部伤口愈合情况,是否有渗血、渗液。

（王卫英）

第六节　心包及纵隔引流管的固定与维护

【概述】

心包及纵隔引流管是将引流管分别置于心包腔及纵隔,连接一个密闭式的引流装置,其目的是引流出心包、纵隔内残存的积气、积血,稳定纵隔,利于肺早期膨胀,预防感染、大出血、心脏压塞等并发症的发生。心脏术后患儿要获得良好的疗效,不仅以成功的手术为前提,术后做好心包、纵隔引流管的观察及护理也不容忽视。心包及纵隔引流管的正确固定与维护可维持引流通畅,降低非计划性拔管的风险。

【评估】

1.评估患儿一般情况　目前的病情、治疗、护理、心理状态及合作能力。

（1）局部情况:心包纵隔引流管是否有扭曲及受压,是否有脱出;局部皮肤是否出现红、肿、皮疹及瘙痒等过敏反应,有无皮下气肿。

(2)全身情况:患儿意识、生命体征、中心静脉压等。

(3)心理状态:患儿有无焦虑、恐惧等。

(4)敷料是否出现卷边及松动。

(5)引流液颜色、性状及量。

2.评估环境　环境清洁、宽敞明亮、舒适、安全,温度、湿度适宜。

【用物准备】

无菌棉签、75% 乙醇、皮肤消毒剂、免洗手消毒液、医疗垃圾桶、生活垃圾桶、低敏性医用弹力胶带、固定胶带。

【管路固定步骤】

1.充分暴露引流管位置,保护患儿隐私。

2.清洁、消毒引流管周围皮肤。

3.用低敏医用弹力胶带高举平台法将引流管固定在胸壁皮肤上。

4.在引流管上做好标识,标明引流种类以及置管时间。

【维护原则】

1.伤口敷料出现潮湿、渗血或渗液时,应及时通知医生予以更换。

2.固定敷料出现卷边及松动时应及时更换。

3.局部皮肤出现皮疹、瘙痒等过敏反应时,应及时更换敷料。

【护理重点】

1. 妥善固定心包、纵隔引流管　用医用胶带牢固固定于患儿胸部或腹部皮肤上。对于躁动或全麻未醒患儿应酌情使用约束带,防止因躁动、翻身而造成引流管意外拔出。

2. 保持引流管通畅,严密观察引流管引流状况　一旦发现引流管堵塞,应立即向医生报告,及时处理。术后3～4h内,10岁以下患儿引流的血性引流量大于50ml时可迅速引起急性心脏压塞,威胁患儿生命,护理人员应立即配合医生将血块经引流管吸出,如无法吸出时则应立即将剑突下切口缝线拆除,用手指扩开切口,排出患儿心包内积血,对症状严重的患儿应做好再次开胸止血的准备。

3. 正确挤压心包、纵隔引流管　术后当日6h内每30～60min挤压引流管1次,尤其是对于应用止血药物的患儿;若引流液多或有血块则按需正确挤压,防止堵塞;如接有负压装置,吸引压力一般1.5～2.0kPa(11.25～15mmHg)。挤压时可使用止血钳或徒手挤压。①使用止血钳挤压时应使用2把无齿止血钳在距引流管插管处5～10cm处进行挤压,以免引起患儿疼痛或影响挤压效果,2把止血钳应前后排列,交替松开,向下顺延挤压,反复操作,则可使积液自引流管中排出。②徒手挤压时用左手于近皮肤处捏紧引流管,右手顺引流管向下挤压而产生负压,然后交替松开双手,反复进行,可借管腔内产生的负压吸出积血。

4. 观察引流液的颜色、量及性状　常规术后3h内有较多引流液,其后引流量逐渐减少,引流液的颜色逐渐变淡,一般由鲜红色逐渐变为淡红色,直至变为无色液体。手术当日2～3h引流管内出现大量鲜红色的血性液体,引流量

>4ml/(kg·h),且无明显减少趋势,则可认为胸腔内存在活动出血点,要及时通知医生,常需行二次开胸手术以完善止血。

5. 引流量突然减少或引流不畅,患儿出现血压下降、心率增快、发绀、面色苍白、出汗等症状,考虑心脏压塞的可能,应及时通知医生。

6. 若引流管不慎脱出,应立即用手顺皮纹捏闭伤口处皮肤,消毒处理,用敷贴封闭伤口,并立即通知医生,必要时重新置管。

7. 如出现引流管断裂或自接口处滑脱、引流瓶损坏等情况,应立即用止血钳夹闭近端导管,并通知医生,重新连接。

【导管的拔除】

1. 拔管指征为术后 3d 每天引流量小于 1～2ml/kg 或小于 30ml,引流液颜色变淡,无气体排出,肺复张良好,患儿无呼吸困难,肺部听诊呼吸音清晰,X 线检查显示无肺不张。

2. 拔管时动作要迅速,嘱患儿深吸气,然后屏气至引流管拔除。

3. 引流管伤口处用无菌纱布按压,同时将线拉紧并打结,以防造成气胸。

4. 若发现伤口存在异常情况,如出血、漏气、漏液等,应立即告知医生做相应处理。

5. 拔管后注意观察患儿有无胸闷、憋气、呼吸困难、心悸、皮下气肿,如有异常及时通知医生。

(郭 颖)

第七节　膀胱造瘘管的固定与维护

【概述】

膀胱造瘘管应用于尿流改道手术、急性尿潴留及严重的氮质血症患儿,因尿道梗阻需要在耻骨上膀胱做造瘘术,以便使尿液引流到体外,其目的是消除长期尿路梗阻以保护患儿肾功能,或下尿路手术后确保尿路的愈合。膀胱造瘘管分为临时性留置和永久性留置,临时性留置应用于尿道狭窄或其他严重疾患伴有尿道梗阻,暂时不能排出尿液的患儿;永久性留置应用于无法自主排尿的患儿。

【评估】

1. 患儿年龄、病情、自理能力和配合程度。

2. 膀胱造瘘局部伤口敷料有无潮湿、渗液、渗血。

3. 敷料是否出现卷边及松动。

4. 局部皮肤是否出现红肿、皮疹及瘙痒等过敏反应。

【用物准备】

1. 无菌手套、治疗巾、无菌棉签、75% 乙醇、免洗手消毒液、医疗垃圾桶、生活垃圾桶、低敏性医用弹力胶布。

2. 固定胶带准备,准备 1 条管路固定胶带及 2 条辅助固定胶带(图 2-7-1)。管路固定胶带尺寸:婴幼儿 5cm × 10cm,年长儿 5cm × 15cm。辅助固定胶带尺寸为 12cm × 2.5cm。

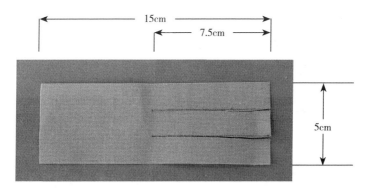

a. 管路固定胶带

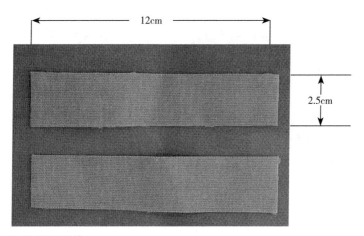

b. 辅助固定胶带

图 2-7-1 膀胱造瘘管固定胶带准备

【管路固定步骤】

膀胱造瘘管固定步骤见图 2-7-2。

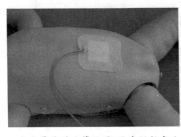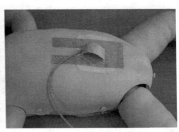

a. 充分暴露引流管位置，注意保护患儿隐私

b. 以引流管与皮肤外露点为中点，无张力粘贴管路固定胶带，将尾端 2 条胶带平行固定于管路两侧皮肤

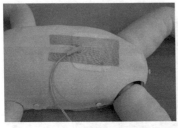

c. 中间胶带螺旋法将管路缠绕，固定尾端反折

d. 将 2 条辅助固定胶带应用高举平台法固定于引流管外露部分

图 2-7-2　膀胱造瘘管固定步骤

【维护原则】

1. 膀胱伤口敷料如出现渗血、渗液等情况要及时通知医生，及时处理。

2. 膀胱伤口处敷料如出现卷边、粘贴不牢等现象,要及时更换。

3. 如导管固定处的皮肤出现瘙痒、皮疹等现象,要及时更换位置。

【护理重点】

1. 按时观察引流液的颜色、性质及尿量变化。保持引流管固定良好,通畅,无扭曲、打折及受压。如不慎脱落,及时通知医生,给予处理。

2. 保持引流袋低于膀胱水平,以防止尿液回流膀胱造成感染。

3. 如尿液引流不畅,则考虑是否发生造瘘管堵塞,可先调整造瘘管的位置,如漏尿严重时,要置管负压吸引。

4. 对于急性尿潴留的患儿,应缓慢地放出膀胱内的尿液,避免引起膀胱出血,造成患儿休克。

5. 永久性膀胱造瘘管需每天用生理盐水 50～100ml 自造瘘口定期冲洗膀胱,如有阻塞,可用无菌注射器加生理盐水快速冲洗和抽吸,以防止尿液沉积物堵塞管路。

6. 永久性膀胱造瘘的患儿,造瘘管不宜持续放尿,持续放尿可使膀胱逼尿肌发生失用性萎缩,最终引起膀胱痉挛,一般在术后 2 周后开始,每 2～3h 放尿 1 次,以维持膀胱的自律功能。

【导管的拔除】

1. 膀胱造瘘管拔管的时间视疾病分为不同的情况。临时性膀胱造瘘如尿道狭窄、尿道外伤等,在去除病因,术后 4～6 周可以自行排尿时,可以拔除造瘘管。如神经源性膀胱等需留置永久性膀胱造瘘管的患儿,则需终身携带,不能拔除造瘘管。

2. 拔管前先夹闭管道,观察能否自行排尿,如有排尿困难或切口处漏尿,则需延期拔管。

3. 拔管后有少量尿液漏出为暂时现象,为了避免漏尿,拔除膀胱造瘘管后用无菌纱布对造瘘口进行填塞,帮助膀胱的恢复,一般3~5d当膀胱黏膜闭合后可自愈。

(陈 征)

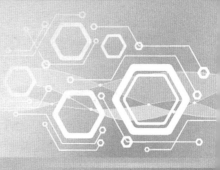

第三章

喂养管的固定与维护

第一节　胃管的固定与维护

【概述】

胃管是通过鼻腔或口腔进行喂养的管道,由聚氯乙烯(polyvinyl chloride,PVC)、聚氨酯或硅树脂制成。可用于胃肠减压、给药或给予肠内营养制剂。PVC制成的胃管相对较硬,主要用于胃肠减压。硅树脂或聚氨酯制成的小号弹性喂养管适用于儿童肠内喂养。

【评估】

1. 患儿年龄、病情、自理能力和配合程度。

2. 胃管固定敷料有无潮湿、脏污、卷边、松动。

3. 局部皮肤是否出现发红、皮疹及瘙痒等过敏反应。

4. 胃管置入深度,有无脱出。

【用物准备】

1. 弯盘、清洁手套、治疗巾、无菌棉签、听诊器、20ml 注射器、纱布、温开水、固定胶带、记号笔、免洗手消毒液、医疗垃圾桶、生活垃圾桶。

2. 固定胶带准备　根据患儿年龄、鼻的大小准备固定胶带和辅助固定胶带各 1 条。固定胶带有两种裁剪方法（图3-1-1）：①长 3cm，宽 5cm，"Y"字形裁剪；②长 5cm，宽 3cm，"工"字形裁剪，新生儿多用口胃管，"工"字形固定胶布宽度适当减小。

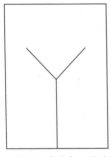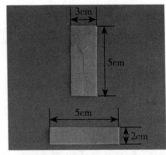

a. 沿左图中线条位置进行"Y"字形裁剪

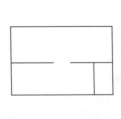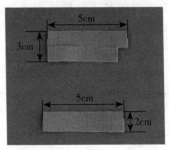

b. 沿左图中线条位置进行"工"字形裁剪

图 3-1-1　胃管固定胶带准备

【管路固定步骤】

检查胃管长度,回抽胃液或听气过水声,确认胃管末端在胃内后,固定管路(图 3-1-2、图 3-1-3、图 3-1-4)。

【维护原则】

1. 出现潮湿、卷边或松动时,应及时更换固定敷料。

2. 局部皮肤出现发红、皮疹、瘙痒等过敏反应时,应及时更换敷料。

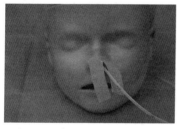

a. 将固定胶带"Y"字口上端无张力粘贴在患儿鼻翼上部

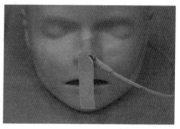

b. 将"Y"字一侧的胶带螺旋法缠绕

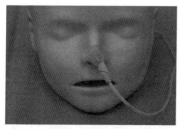

c. 将"Y"字另一侧的胶带螺旋法缠绕管路固定,尾端反折

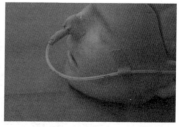

d. 将辅助固定胶带应用高举平台法固定于一侧面颊部

图 3-1-2 鼻胃管"Y"字形固定法

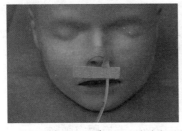

a. 将"工"字固定胶带上端无张力粘贴在患儿鼻翼上部

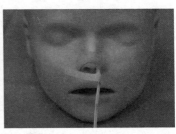

b. 将"工"字另一侧的胶带短端螺旋法缠绕管路固定，尾端反折

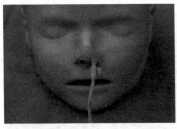

c. 将"工"字另一侧的胶带长端螺旋法缠绕管路固定，尾端反折

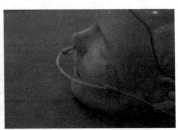

d. 将辅助固定胶带应用高举平台法固定于一侧面颊部

图 3-1-3　鼻胃管"工"字形固定法

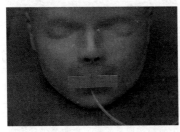

a. 将固定胶带上端无张力粘贴在患儿口唇上部

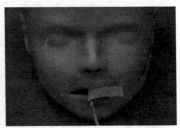

b. 将"工"字另一侧的胶带短端螺旋法缠绕管路固定，尾端反折

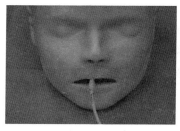 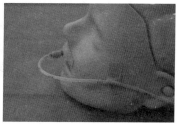

c.将"工"字另一侧的胶带长端螺旋法　d.将辅助固定胶带应用高举平台法固
缠绕管路固定,尾端反折　　　　　　　定于一侧面颊部

图 3-1-4　口胃管"工"字形固定法

3. 发现胃管置入深度有改变时,应及时调整管路位置并更换敷料。

【护理重点】

1. **禁忌证**　对于食管狭窄的患儿,禁忌胃管置管,因为有发生食管穿孔的风险。对于颅底骨折或面部骨折的患儿,也禁忌胃管置管,因为有可能将鼻胃管误置入颅内。胃管也不应用于食管静脉曲张患儿,因为安置鼻胃管可能引发静脉曲张破裂出血。对于有出血倾向的患儿,胃管对咽、食管或胃造成的轻微创伤也能导致严重出血,因此,应尽可能避免使用胃管。

2. 若鼻胃管紧靠鼻孔,可能出现压力性损伤。可以先塑形后再进行无张力粘贴。

3. 测量并标记胃管体外部分的长度,做好记录,每次喂养时确认,每班交接。护士进行护理操作或患儿活动时,避免因不小心牵拉造成管路脱出。

4. 采用柔软的小管径导管作为喂食管,以尽量减少患儿的不适。

5. 如果不能确定置管的位置或者吸出的胃内容物 pH≥5.0,在通过导管给予营养制剂或药物前,建议通过放射学检查来确认胃管的位置。减压鼻胃管的尖端应置于胃内最低垂部位,且不应超过正中线(即幽门后)。

6. 应至少每 4～8h 用水冲管来检查鼻胃管的功能。

7. 应记录胃肠减压性鼻胃管的引流量。

8. 安置了鼻胃管的患儿发生呕吐或呼吸困难时,应警惕鼻胃管可能回缩进入口咽部,需要重新评估鼻胃管的位置。

9. 经胃管喂养的主要缺点见于有胃排空延迟的患儿和有误吸风险的患儿。当怀疑胃排空延迟时,可能有必要采用持续性胃内喂养。恶心、呕吐、烧心、早饱、嗳气和上腹胀满等症状都可能作为胃排空延迟的征象先于真正的呕吐出现。

10. 小管径导管引起的胃食管反流和误吸比大管径的导管少得多。对疑似有胃食管反流的患儿,首先应尝试用一些简单方法来最大程度减轻反流,例如:床头抬高 30°,减少喂养的速度和量,喂养的成分调整为水解更彻底或渗透压更低的配方,加用抑酸药和促胃动力药也可能有效。

【导管的拔除】

1. 当胃管留置指征不再存在时,应拔除胃管。

2. 如果在试图拔除胃管时遇到阻力,则应放弃拔管并进行 X 线摄影。可能发生胃管打结的情况。

3. 手法要轻柔,避免快速、大力向外拔除。

4. 拔除后观察置管鼻腔的皮肤黏膜有无破损、压红。

5. 拔除后确认管路的完整性。

(杨　芹)

第二节　空肠喂养管的固定与维护

【概述】

空肠喂养管是一种不透放射线的聚氨酯管,管道远端呈螺旋状,通过鼻腔-空肠的喂养管道,其主要用于需要通过饲管进行幽门后喂养的患儿。当胃喂养不足以达到热量需求时,空肠管喂养是一种安全有效的肠内营养方法。放置空肠管必须由多学科团队密切合作,并提供积极的随访和护理。

【评估】

1. 患儿年龄、病情、自理能力和配合程度。

2. 空肠喂养管固定敷料有无潮湿、脏污、卷边、松动。

3. 局部皮肤是否出现发红、皮疹及瘙痒等过敏反应。

4. 确定空肠喂养置入深度,有无脱出。

【用物准备】

1. 手套、治疗巾、无菌棉签、75% 乙醇、记号笔、免洗手消毒液、低敏性医用弹力胶布、医疗垃圾桶、生活垃圾桶。

2. 固定胶带准备　根据患儿年龄、鼻的大小准备固定胶带和辅助固定胶带各 1 条。固定胶带有两种裁剪方法(图3-2-1):①长 3cm,宽 5cm,"Y"字形裁剪;②长 5cm,宽 3cm,"工"字形裁剪。

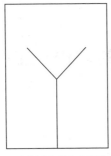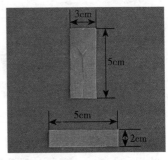

a. 沿左图中线条位置进行"Y"字形裁剪

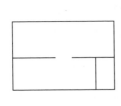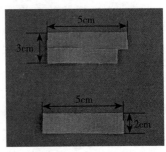

b. 沿左图中线条位置进行"工"字形裁剪

图 3-2-1　空肠喂养管固定胶带准备

【管路固定步骤】

1. 通过内镜或徒手置管,一次性到达空肠后管路固定方法可分为"Y"形固定法(图 3-2-2)和"工"字形固定法(图 3-2-3)。

2. 徒手置入空肠管,如果无法一次性到达空肠,需要体外预留一部分管路,通过自身的胃肠蠕动帮助管路向体内行走,通过幽门到达空肠,体外预留管路时的固定方法见图 3-2-4。

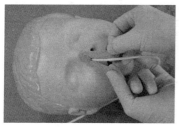

a. 将固定胶带"Y"字口上端无张力粘贴在患儿置管侧鼻孔上方的皮肤上

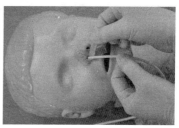

b. 将"Y"字一侧的胶带螺旋法缠绕管路固定,尾端反折

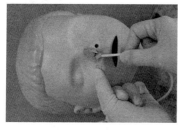

c. 将"Y"字另一侧的胶带螺旋法缠绕管路固定,尾端反折

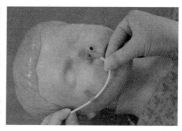

d. 将辅助固定胶带应用高举平台法固定于一侧面颊部

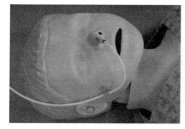

e. 用记号笔在管路的体外部分做好标记,便于观察

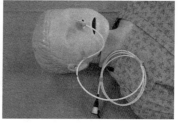

f. 将空肠管远端缠绕2~3圈固定于肩部或胸前

图 3-2-2 "Y"字形固定法

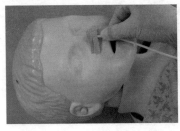

a.将固定胶带"工"字长横端无张力粘贴在患儿置管侧鼻孔上方的皮肤上

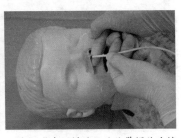

b.将"工"字短横的短端胶带螺旋法缠绕管路固定

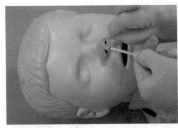

c.将"工"字短横的长端胶带螺旋法缠绕管路固定,并用记号笔在管路的体外部分做好标记

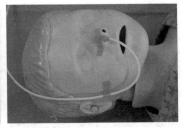

d.将辅助固定胶带应用高举平台法固定于一侧面颊部

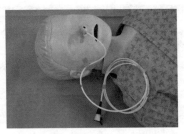

e.将空肠管远端缠绕2～3圈固定于肩部或胸前

图 3-2-3　"工"字形固定法

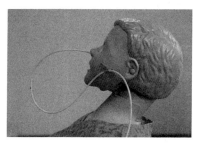

用一条胶带采用高举平台法将管路固定于
患儿一侧面颊部

图 3-2-4　体外预留管路时的固定方法

【维护原则】

1. 固定敷料出现潮湿、卷边或松动时,应及时更换。

2. 局部皮肤出现发红、皮疹、瘙痒等过敏反应时,应及时更换敷料。

3. 发现喂养管置入深度有改变时,应及时调整管路位置并更换敷料。

【护理重点】

1. 将空肠管的体外部分妥善固定于患儿的鼻翼、脸颊及颈肩部,做到"三固定",同时测量并标记体外部分的长度,做好记录,每班交接。

2. 空肠管的固定敷料必要时及时更换,每次更换时用温水清洁鼻腔,减少喂养管对鼻腔皮肤的摩擦。

3. 护士进行护理操作或患儿活动时,要注意固定好空肠管的体外部分,以免因不小心牵拉造成管路脱出。

4. 经空肠管进行肠内营养时,对出现呕吐或者反流的患儿采取半卧位或床头抬高 30°，以免发生误吸。

5. 使用空肠管进行肠内营养时，喂养前后应使用 20～50ml 温开水或生理盐水脉冲式冲洗空肠管，确保管路通畅。

6. 对于需要进行持续肠内营养的患儿，每 4h 用 20～50ml 温开水或生理盐水脉冲式冲洗空肠管，以防营养液、奶液沉积时间过长发生变质或堵管。

7. 应避免通过空肠管注入口服药物。不建议注入研碎的药片或是易产生沉淀的粉末制剂，黏性较大的药物，应稀释 2～3 倍后再通过空肠管给药，给药后都应用 15～20ml 温开水脉冲式冲管，避免药物黏附在管道上造成堵管。

8. 经空肠管进行肠内营养时，营养袋及其管路应每天更换，每 4h 将营养袋及其管路进行反复冲洗。

9. 如发现空肠管有部分脱出，要立即暂停使用，通知医生。妥善固定后通过 X 线检查确定管路具体位置，如管路前端仍在肠道内，需要将导丝慢慢插入管路内，将导管送到指定位置后再退出导丝，妥善固定后可继续使用；如管路已脱出到胃内，可当胃管使用，必要时需再次置管。如管路已经完全脱出体外，需立即告知医生后，上报不良事件，必要时再次置管。

10. 空肠喂养管单次在体内可留置 6～8 周，超过 8 周仍需要使用时建议更换。

【导管的拔除】

1. 拔除空肠管时手法要轻柔，避免快速、大力向外拔除。

2. 拔除空肠管后用液状石蜡或橄榄油去除鼻部和面颊的胶布印记。

3.拔除空肠管后观察置管鼻腔的皮肤黏膜有无破损、压红。

4.空肠管拔除体外后确认管路的完整性。

（孟　　园）

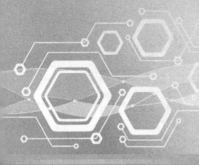

第四章

气管管路的固定与维护

第一节 气管插管的固定与维护

【概述】

气管插管是指将一特制的气管内导管经声门置入气管的技术,是抢救呼吸衰竭、呼吸道阻塞等患儿的关键措施。气管插管后的安全固定,是维持患儿有效通气的重要保证。

【评估】

1.患儿气管插管留置深度、时间、型号。有无牙垫及固定情况。

2.呼吸机参数、气囊压力值。

3.患儿生命体征、血氧饱和度、意识及合作程度。

4.患儿面部皮肤完整性,口腔有无溃疡、出血。

【用物准备】

气囊压力表、负压吸引装置、吸痰管、固定导管专用胶布。

【管路固定步骤】

1. 核对患儿身份。

2. 患儿取仰卧位,用气囊压力表测量气管插管气囊的压力(正常值为 2~2.5kPa,即 20~25cmH$_2$O),撤去旧的固定胶布,1 名护士固定气管插管,保持插入深度不变。

3. 记录气管插管距门齿距离,将牙垫放置在气管插管的一侧,对于无牙咬合者,可在插管的两侧都放置牙垫,防止气管插管左右偏移。

4. 吸净气管和口腔内的分泌物,观察口腔黏膜有无出血、溃疡,观察分泌物及舌苔变化。

5. 水胶体敷料贴于患儿面颊部。

6. 常用的固定方法有"Y"字形胶布固定法(图 4-1-1)、"工"字形胶布固定法(图 4-1-2)及蝶形交叉胶布固定法(图 4-1-3)。

7. 再次查看并测量气管插管距门齿距离,做好记录。

8. 用气囊压力表测量气管插管的气囊压力。观察两侧胸部起伏是否对称,听诊双肺呼吸音是否一致。

9. 操作中观察患儿呼吸、面色、血氧饱和度的变化,注意有无呛咳、呕吐,如有异常立即停止操作。

【维护原则】

1. 气管插管固定胶布出现潮湿、干硬、卷边时,应及时更换。

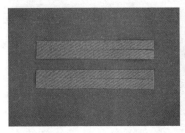

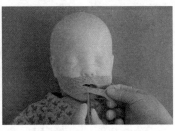

a. 选择胶布 2 条,沿纵向中点剪至 2/3 处

b. 将未剪开的一侧贴于患儿一侧面颊,已剪开的上条固定于鼻唇之间并延伸到对侧面颊,将胶布下侧的一端沿嘴角刻度处固定插管,并沿此刻度顺时针或逆时针环绕固定包绕气管插管

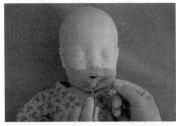

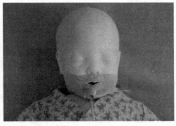

c. 另一条使用同样方法从对侧面颊开始顺时针或逆时针沿插管根部环绕

d. "Y" 字形胶布固定法效果图

图 4-1-1 "Y" 字形胶布固定法

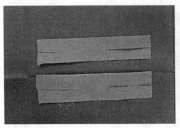

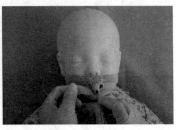

a. 选择胶布 2 条,沿纵向从两边正中向中间剪 2/3,留 1/3

b. 固定时胶布上支固定于患儿鼻唇之间,下支分别顺时针和逆时针包绕气管插管

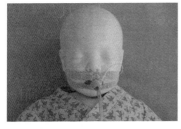

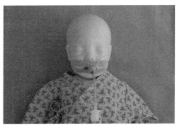

c.另一条使用同样方法从下唇开始,上支分别顺时针和逆时针包绕气管插管

d."工"字形胶布固定法效果图

图 4-1-2　"工"字形胶布固定法

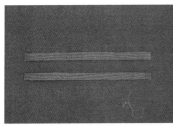

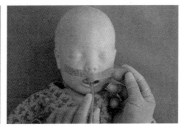

a.选择 2 条长度相等的胶布

b.第一条胶布沿右侧面颊部粘起,经口角缠绕气管插管 2 周,从另一口角粘于对侧面颊部

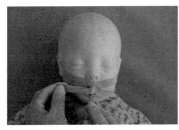

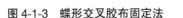

c.另一条胶布沿下颌角起缠绕方法同第一条胶布,最后固定于对侧下颌角

d.蝶形交叉胶布固定法效果图

图 4-1-3　蝶形交叉胶布固定法

2. 面部皮肤出现红肿、皮疹、瘙痒等过敏反应时,应及时更换固定胶布。

【护理重点】

1. 操作前后充分进行气道吸引,更换过程中随时观察患儿反应。

2. 操作前后严格检查导管距离门齿距离,完成固定工作前,操作者不得松开固定导管的手,以防管路滑脱。

3. 操作时动作要轻柔,避免诱发患儿剧烈咳嗽,防止导管在气道内滑动,损伤气道黏膜。

4. 评估患儿口腔分泌物,及时吸引,密切观察固定胶布有无松动、潮湿、干硬。若胶布潮湿或干硬,及时更换,更换时需 2 人配合,保证插管无移位。

5. 胶布固定位置要经常更换,避开皮肤破损处。

6. 更换体位时,注意调节好呼吸机管路,防止牵拉气管插管,造成管路脱出。

7. 如有患儿对固定胶布过敏,应用防过敏胶布。

8. 有效约束患儿,约束带松紧适宜,以能放入一指为宜。定时观察患儿局部皮肤情况,每 2h 放松并检查约束处皮肤情况。年龄较小患儿可使用全身约束法,防止发生非计划性拔管。

【导管的拔除】

1. 拔管前充分吸氧,观察患儿生命体征和血氧饱和度。

2. 吸净气道、口鼻腔及气囊上分泌物。

3. 松开插管固定胶布,抽出气囊内气体,轻柔而快速地拔除气管导管。

4. 拔管后遵医嘱给予合适的氧疗,密切观察患儿生命体征、呼吸运动、自主排痰情况及血气分析结果。

5. 拔管后观察患儿咽喉部水肿情况,防止出现呛咳及误吸。

（段颖杰）

第二节　气管切开套管的固定与维护

【概述】

气管切开是指切开气管颈段前壁(甲状软骨上),放入气管切开套管,使之与其他导管相连接形成人工通气的一种手术,目的在于解除患儿窒息,保持呼吸道通畅。正确固定与维护气管切开套管,能够保持人工气道通畅,降低非计划性拔管的风险。

【评估】

1. 患儿年龄、病情、意识状态、呼吸情况、血氧饱和度、痰液黏稠度及量、合作程度。

2. 气管切开伤口敷料有无松动、潮湿、痰液及污渍。

3. 气管切开伤口有无渗血,红肿及皮下气肿。

4. 气切管固定系带是否清洁、干燥,松紧度是否合适。

【用物准备】

无菌手套、治疗巾、无菌棉签、75% 乙醇、免洗手消毒液、医疗垃圾桶、生活垃圾桶、斜纹带或气管切开套管固定材料、无菌方纱、钝头剪刀、碘伏、乙醇棉球、一次性换药盘、人工鼻。

【管路固定步骤】

气管切开套管维护步骤见图 4-2-1。

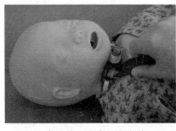
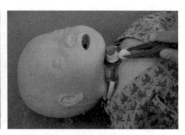

a. 使用消毒液棉球消毒气切套管下皮肤 　b. 清洁气切套管周围皮肤

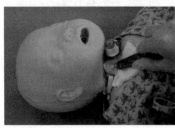

c. 将一块无菌小方纱垫在气切套管左侧 　d. 将另一块无菌小方纱垫在气切套管
右侧

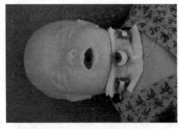
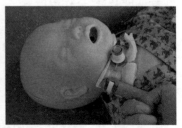

e. 将无菌小方纱整理平整 　f. 调整套管系带的松紧度，以能伸进一
指为宜

图 4-2-1　气管切开套管维护步骤

1.用消毒液棉球消毒气管切口处及周围皮肤,一个棉球用 1 次,进行半弧形消毒,消毒面积为切口周围 15cm,第 1 遍由外向内,第 2 遍由内向外。

2.用生理盐水棉球清洁套管上端的痰液。

3.用镊子将无菌方纱垫在气切套管下面,开口处重叠,敷料平整、舒适。

4.视套管系带污染程度予以更换,并检查其松紧度,以能伸进一指为宜,并系死结。

5.为患儿安装人工鼻。

【维护原则】

1.操作时,遵守无菌操作原则。

2.金属气切管内套管每天至少消毒 1 次。

3.气管切开伤口处敷料每天至少更换 1 次,出现潮湿、污染时,应及时更换。

【护理重点】

1.金属气切管内套管的管理　至少每 8h 或在患儿表现出呼吸困难征象时移出和检查内套管。

2.观察患儿面色、呼吸,及时清理气管内的痰液,观察并记录痰液的性质与量。

3.检查气切管固定系带的松紧度　系带和患儿皮肤之间可容一指,系带应每天更换,要求双人配合更换。

4.检查带囊气切管的气囊充气情况,及时充气、测压,以保证气囊充气的有效性。同时要注意倾听充气不足而从口腔中发出的漏气声。气囊压力建议控制在 1.5～2.5kPa($15～25cmH_2O$);每 8h 常规检查气囊压力;如发现充气后外置充气囊仍干瘪及气道内产生漏气情况,应考虑气囊破裂,及时报告医生更换套管。对于长期带管患儿,为避免充盈气囊对患儿气管黏膜损伤,应遵医嘱予以气囊充气或放气操作。

5. 对长期气管切开已有窦道形成者,若出现气切管脱出时,可将气切套管顺气管弧度进行插入;对于套管完全拔出或气囊破裂者,应在密闭气管切口下进行口鼻腔简易呼吸囊通气,同时配合医生将气管切开套管重新置入或更换,固定妥当后,予氧气吸入,直至经皮氧饱和度稳定在 90% 以上。

6. 为保证患儿人工气道的温度、湿度,除雾化治疗时间外,应为患儿佩戴人工鼻(温-湿交换过滤器),在人工鼻被痰液污染时,应及时更换,以避免感染发生。

【导管更换】

1. 气管切开套管更换指征

(1)管道留置达到推荐的最长时限,带有内套管的气管切开套管一般为 30d,单腔管一般为 7~10d。

(2)更换一个较小的、无气囊的或有孔的气管切开套管以促进拔管。

(3)患儿需要呼吸支持或复苏,需要从无气囊气管切开套管更换为带气囊气管切开套管。

(4)提高气管切开套管的适配性或舒适性。

(5)更换有问题的气管切开套管。

(6)解决气管切开套管错位或移位的问题。

2. 更换气管切开套管必须由医生执行,护士可予以协助,操作流程如下:

(1)常规消毒气管切开伤口处周围皮肤。

（2）患儿取去枕平卧位，肩下垫一小枕，使颈部伸展，清理患儿呼吸道分泌物。

（3）医生取出旧气管套管，更换新套管时，护士协助固定套管，观察呼吸道出血情况，保证换管过程安全、快速、有序。

（4）换管过程中严密监测患儿的呼吸、血氧饱和度、面色、血压、心率等变化。

3.更换气管切开套管后注意事项

（1）观察患儿呼吸起伏，并听诊双肺呼吸音以确定气管切开套管的位置，如有必要采用纤维支气管镜及胸部 X 线检查确定。

（2）气管切开套管应有标识，注明更换时间、型号。

（3）用适合患儿年龄、皮肤状况的装置维持和固定气管切开套管，使其松紧适宜，固定系带与颈部皮肤之间容纳 1 横指为宜，保持固定系带清洁及皮肤完整性，根据需要及时更换。

【导管的拔除】

1.气管切开套管拔管指征　拔管前需要多学科团队共同评估上呼吸道通畅程度和声带运动情况。

（1）患儿可以自发地维护和保护气道。

（2）呼吸功能良好，不需呼吸支持。

（3）血流动力学稳定。

（4）无发热或不处于感染状态。

（5）患儿意识良好；咳嗽功能良好。

（6）可以控制唾液或可以吞咽。

（7）未来 7～10d 没有需要麻醉的手术计划。

（8）病情稳定。

2.气管切开套管拔管必须由医生执行,护士可予以协助,操作流程如下:

(1)常规消毒气管切开伤口处周围皮肤。

(2)患儿取去枕平卧位,护士清理患儿口鼻腔的分泌物。

(3)医生迅速拔出气管切开套管,同时使用无菌敷料覆盖伤口。

3.拔管后注意事项

(1)观察患儿面色、口唇颜色、呼吸的频率与幅度,是否存在呼吸急促或呼吸困难,监测患儿血氧饱和度情况。

(2)观察局部伤口愈合情况,是否有渗血、渗液、漏气等情况。

(翟士芬)

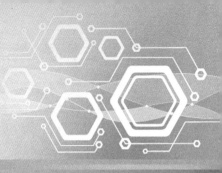

第五章

透析管路的固定与维护

第一节　带隧道带涤纶套的导管固定与维护

【概述】

带隧道带涤纶套的导管（tunnel-cuffed catheter, TCC）是用于实施各种血液净化治疗的长期血管通路，可以保留应用2年。采用手术切开插管的方法，经皮下隧道，将带涤纶套隧道式单腔或双腔导管置入中心静脉内，涤纶套固定于皮下以形成物理屏障阻止细菌侵入。首选右侧颈内静脉，其次为左侧颈内静脉、股静脉、锁骨下静脉等。带隧道带涤纶套的导管通过正确的固定与维护，保持其足够的血流量，达到抢救和治疗的目的，并降低非计划性拔管的风险。

【评估】

1. 患儿年龄、病情、自理能力和配合程度。

2.TCC 导管管腔容积、置入部位及置管时间。

3.无菌敷料是否潮湿、松动或污染。

4.导管置入部位清洁度及完整性,有无红、肿、热、痛、渗血、渗液、脓性分泌物、硬结及破溃等。

5.有无缝线(缝线牢固度、有无脱线),管夹是否处于夹闭状态,导管帽是否脱落。

6.导管有无破裂、打折、脱出,涤纶套处是否红肿、破溃、暴露。

【用物准备】

1.10ml 预充式注射器。

2.无菌治疗巾、无菌手套、无菌纱布、半透明敷料或抗菌敷料、无菌棉签。

3.根据导管材质选用恰当的消毒剂,建议使用含乙醇的氯己定(>0.5%)溶液作为一线消毒剂,免洗手消毒液。

4.压敏胶带、医疗垃圾桶、生活垃圾桶、锐器桶。

【管路固定步骤】

TCC 导管固定步骤见图 5-1-1。

【维护原则】

1.敷料的选择、使用与固定

(1)使用无菌纱布、半透明敷料或抗菌敷料覆盖导管出口处。

(2)如果敷料潮湿、松动或污染,应重新进行皮肤消毒,导管维护后覆盖新的敷料。

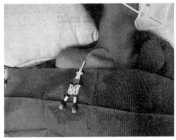

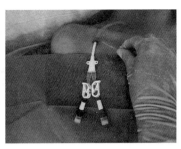

a. 颈部置管患儿嘱其戴口罩,头偏向对侧,向心方向揭开敷料,充分暴露置管位置,注意保护患儿隐私

b. 消毒导管周围皮肤

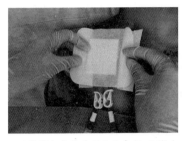

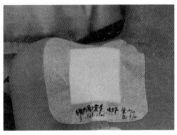

c. 以导管与皮肤外露点为中点,无张力粘贴无菌敷料

d. 标注留置导管的名称、长度、置管时间、更换敷料的时间

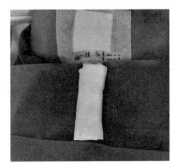

e. 无菌纱布敷料包裹双腔管

图 5-1-1 TCC 导管固定步骤

（3）若使用纱布敷料，至少每 2d 更换 1 次。半透明敷料 5～7d 更换 1 次。抗菌敷料可每周更换 1 次。

（4）每次更换敷料检查导管口处有无疼痛或压痛，判断有无感染。

2. 冲、封管的管理

（1）冲管方法：脉冲式冲管，建议冲管时选用 10ml 的预充式注射器。

（2）正压封管：使用正压方式封管，在注射器内剩余 0.5～1ml 封管液时，将注射器与输液接头分离。

（3）必须严格按照导管标记的管腔容量推注封管液：通常采用 10mg/ml 的普通肝素溶液封管，对普通肝素有不良反应的患儿可以采用低分子肝素 1 000～1 250U/ml 封管；活动性出血、严重出血倾向、肝素过敏或有肝素诱导的血栓性血小板减少症患儿，可以采用 4%～46.7% 的枸橼酸钠封管。

3. 治疗间歇期 TCC 导管的维护　非抢救状况时，TCC 导管仅用于血液净化治疗，不用于输血、输液。

【护理重点】

1. 严格无菌操作，医护人员戴口罩和手套操作导管（同时要求患儿戴口罩）。

2. 每次使用导管后更换敷料。

3. TCC 导管及置管处皮肤护理，根据导管材质选用恰当的消毒剂进行导管和置管周围皮肤的消毒，需遵循无菌非接触技术。建议使用含乙醇的氯己定（>0.5%）溶液作为一线消毒剂。导管口消毒擦拭时间不低于 15s，也可参照产品说明书。

4. 手术后 1 个月内的 TCC 导管宜采用透气敷料覆盖

保护。

5. 颈部置管对日常活动影响小,但也应注意带管肢体不宜过度弯曲及剧烈活动。

6. 睡眠时尽量仰卧或向对侧卧位,避免压迫导管;平时穿开胸上衣,避免脱穿衣物损伤导管。

7. 患儿进行淋浴时应当使用覆盖导管接头的特殊贴膜和防水保护袋保护导管,避免坐浴。

8. 禁止将已经脱出的导管消毒之后再插入血管中。

9. 询问患儿有无发热、畏寒等不适,明确是否发生导管相关感染。一旦疑似感染,立即停止使用导管,行导管腔内及外周血病原学检查,在药敏结果未出前,常规应用广谱抗革兰氏阳性球菌药物抗菌治疗,同时必须使用抗生素溶液封管。经抗生素治疗后感染情况仍不能有效控制时,要及时拔除导管,同时留取导管尖端行病原学培养。

10. 因感染更换导管,重新建立隧道或选择新的静脉置管后,需要继续抗生素治疗 1～2 周。

【导管的拔除】

动静脉内瘘成熟使用、肾移植成功、肾功能恢复、导管隧道感染或者难治性血行播散性感染(如感染性心内膜炎等)或者改为腹膜透析等情况,不再需要留置隧道式导管或者无法在原位继续留置隧道式导管时,需要由医生拔除导管。拔管过程中,协助患儿取平卧位,屏住呼吸,防止空气进入发生空气栓塞。拔管后无菌敷料密闭穿刺点至少 24h,观察局部有无新鲜出血及血肿,24h 后评估穿刺点愈合情况。

(张佳丽)

第二节　腹膜透析导管的固定与维护

【概述】

腹膜透析导管主要由双涤纶套管和外接短管组成,可经腹腔镜或开放手术放置,也可在透视引导下经皮放置,从腹部外表面通过腹壁进入腹膜腔内,涤纶套固定于皮下以形成物理屏障阻止细菌侵入。通过正确的固定与维护可保证腹膜透析治疗顺利进行,降低非计划性拔管的风险。

【评估】

1. 患儿年龄、病情、自理能力和配合程度。

2. 腹膜透析导管内腹膜透析液的颜色及性质。

3. 腹膜透析导管出口处敷料有无潮湿、渗液、渗血,敷料是否出现卷边及松动。

4. 局部皮肤是否出现红肿、皮疹及瘙痒等过敏反应。

【用物准备】

无菌棉签、无菌纱布、无菌敷料（10cm×10cm）、碘伏、0.9%氯化钠注射液 10ml（或 10%氯化钠注射液 10ml）、医用胶布、免洗手消毒液、一次性医用外科口罩、帽子、鞋套、医用垃圾桶、生活垃圾桶。

【管路固定步骤】

腹膜透析导管固定步骤见图 5-2-1。

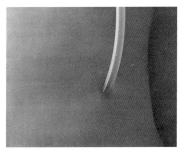 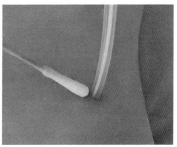

a. 充分暴露腹膜透析导管位置,注意保护患儿隐私

b. 检查并清洁、消毒导管出口周围皮肤

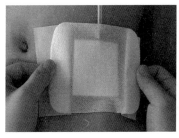 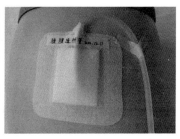

c. 以腹膜透析导管外出口为中心,无张力粘贴无菌敷料

d. 双交叉固定,标注导管的名称及更换敷料的时间

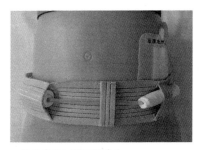

e. 将导管放入腹透腰带内

图 5-2-1　腹膜透析导管固定步骤

【维护原则】

1. 导管出口处敷料出现潮湿、渗血或渗液时,应及时进行皮肤消毒,更换敷料。

2. 固定胶布出现卷边及松动时应及时更换。

3. 局部皮肤出现红肿、皮疹、瘙痒等过敏反应时,应及时更换敷料。

4. 无上述现象时,可隔日进行皮肤消毒,更换敷料。

【护理重点】

1. 评估腹膜透析导管出口处皮肤颜色,有无红肿、分泌物或破溃。

2. 轻按皮下隧道短管,检查有无疼痛或压痛,由皮下短管隧道向出口处挤压,检查有无分泌物。

3. 换药时注意无菌操作技术,不强行去除结痂,消毒部位自然待干后无菌敷料覆盖。

4. 勿进行盆浴,以免导管出口浸于水中,淋浴后立即进行导管出口处皮肤消毒,及时更换敷料;勿牵拉和弯折透析导管;勿抓挠导管出口处皮肤。

5. 勿使用剪刀等利器拆除外部敷料,以免损伤导管。

6. 固定导管时应注意顺着腹膜透析导管钻出腹壁的方向将导管固定。勿穿紧身衣裤、勿将裤腰或腰带按压于导管出口上。

7. 勿用乙醇涂抹导管出口。早期出口换药时如敷料和伤口痂皮粘连在一起,可以用 0.9% 氯化钠注射液润湿敷料粘连位置,待松脱后再轻柔取下。

8. 防止便秘,因便秘时可增加肠道细菌进入腹膜腔的风险,引起腹膜炎,用力排便则可造成透析管扭曲、移位,从而引起引流不畅,所以,腹膜透析患儿要养成每天至少排便 1 次的习惯。

9. 如出现腹膜透析导管外接短管与钛接头分离并脱出,应立即用夹子夹闭近心端腹膜透析导管,并将其放入碘伏中浸泡,并立即通知医生更换新的外接短管。

10. 外接短管每 6 个月更换 1 次。

【导管的拔除】

1. 腹膜透析导管拔管指征

(1)难治性腹膜炎、频繁复发的腹膜炎。

(2)合并难治性隧道感染或严重出口处感染。

(3)腹腔内结核菌或真菌感染。

(4)腹膜炎合并感染性休克、肠梗阻、消化道穿孔、胰腺炎等急腹症。

2. 腹膜透析导管拔管必须由医生于手术室内执行。

3. 拔管后注意事项

(1)观察患儿意识、生命体征。

(2)观察患儿局部伤口愈合情况,是否有渗血及渗液。

（张佳丽）

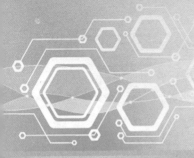

第六章

管路标识的规范使用

【概述】

　　管路标识是管路安全护理管理中重点内容之一,醒目的标识有利于护理人员在繁忙工作中快速识别各种管路,特别是针对带有多种管路的重症患儿,可避免反复牵拉确认管路,从源头上有效规避管路安全护理中存在的不安全因素,防止差错事故的发生,为患儿提供高效、安全的护理措施。

【标识内容】

　　1. 使用对象　　所有门诊及住院患儿在治疗、护理过程中需要置入各种管路(排出性管路如引流管、尿管等,供给性管路如中心静脉导管等,监测性管路如动脉测压管等)时均需进行标识。

　　2. 标识颜色　　红色为血性或高风险管路,如伤口引流管、腹腔引流管、胸腔闭式引流管、动脉置管等;蓝色为中心静脉通路(PICC 导管除外)、深静脉置管和有创呼吸机管路标识；黄色为尿液引流管路，如留置尿管、膀胱造瘘管等；紫色为胃液引流管路，如 T 管、鼻饲管、肠造瘘管、十二指肠营养管、胃肠减压等。其余管路统一用白色标识。

3. 标识粘贴部位及方法

(1)标识粘贴位置

1)胃管标识：标识贴于远离患儿端，距离鼻饲管口 3 横指，记录置入长度、日期、操作者。

2)气管插管标识：标识贴于气囊的充气连接线上。

3)持续微量泵注入药物管路标识：持续微量泵注入药物包括但不限于强心扩血管药物、利尿剂、镇静镇痛药、肌松剂等药物。标识贴于近患儿端距离连接口 3 横指处。

4)引流管标识：标识贴于管路接头处，远离患儿端距离外口 3 横指处。

5)导尿管标识：标识贴于充水阀所在导管端。

6)腹膜透析管标识：标识贴于远离患儿端距离外口 3 横指处。

7)其他特殊管路标识：以标识粘贴位置不划伤患儿，方便护士观察、核对、操作为原则。

(2)标识填写内容

1)项目包括名称、日期(年、月、日)、备注(胃管、空肠管标注置入长度，气管插管标注外露长度)、签名，逐项清晰填写，不得涂改(必要时在相关医生指导下填写)。填写好内容后，于规定的管路标识处缠绕管路对折粘贴固定，粘贴时两端边缘对齐。

2)手术患儿的引流管由手术室护士负责粘贴。病房责任护士为患儿置管后，或医生调整管路位置后，及时粘贴管路标识。

【维护及管理原则】

1. 管路进行维护或换药时常规更换标识,标识有破损或污渍时随时更换。

2. 标识检查纳入护士交接班内容,确保管路安全。

3. 粘贴管路标识前,向患儿及家长说明管道标识的意义、目的及注意事项,使其理解并配合。

4. 在进行管路护理时,完成常规的护理内容,认真观察标识是否完好在位、字迹是否清晰、标识是否正确,必要时双人核查,以防止连接错误。

5. 使用标识收纳盒,定点放置,保证标识完备,避免颜色混用,规范管理与使用。

(曲 斌)

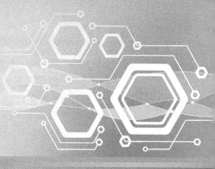

第七章

医用粘胶相关性皮肤损伤的
预防与处理

【概述】

1. 定义　医用粘胶相关性皮肤损伤（medical adhesive-related skin injury，MARSI）是指医用粘胶剂移除后，局部出现的持续30min或更长时间的红斑和/或其他皮肤异常症状（包括但不局限于水疱、撕裂或糜烂等）。

2. 发生机制和分类　医用粘胶相关性皮肤损伤的发生机制和分类见表7-1-1。

【评估】

1. 评估危险因素

（1）内在因素：患儿年龄；基础疾病如是否存在水肿、脱水情况，是否有全身感染、肾衰竭、糖尿病、慢性心脏病等；营养状况；皮肤情况包括MARSI发生史，皮肤干燥情况；是否是

表 7-1-1　医用粘胶相关性皮肤损伤的发生机制和分类

类型		部位	发生机制及特点
机械性损伤	表皮剥脱	仅限于表皮	移除粘胶剂时,皮肤角质层的一层或更多层也随着一同被移除,损伤一般是表浅的,表现为胶带/敷料粘贴区域皮肤疼痛、发红、水肿、渗出,表皮缺失成片状,胶带/敷料边缘区域皮肤正常,多见于胶带或黏性敷料移除时(文末彩图 7-1-1)
	皮肤撕裂伤	皮肤层部分或全层	移除时剪切力、摩擦力和/或钝力导致的皮肤层部分或全层分离(文末彩图 7-1-2)
	张力性损伤	表皮与真皮分离	剪切力作用下,导致表皮与真皮的分离而出现张力性损伤或水疱,表现为胶带/敷料区域皮肤正常,胶带/敷料边缘皮肤发红、发痒、水疱,多见于低弹性胶带和敷料拉伸后粘贴于皮肤表面时(文末彩图 7-1-3)
皮炎	接触性皮炎	表皮或真皮	由于粘胶剂或消毒液中化学物质导致的非过敏性皮炎,发生在与胶布或敷料的接触区域,界限分明,可能有红、肿、水疱等,持续时间短(文末彩图 7-1-4)
	过敏性皮炎	表皮或真皮	由于粘胶剂背衬中的某成分刺激而导致的细胞介导的免疫应答反应,典型表现为红斑、水疱、瘙痒,发生在与胶布或敷料的接触区或范围更广,大约持续 1 周,临床一般少见(文末彩图 7-1-5)

续表

类型		部位	发生机制及特点
其他	浸渍	表皮	由于潮湿敷料或敷料粘贴皮肤时间过长,使皮肤长期处于潮湿的密闭环境,导致皮肤出现起皱、发白或发灰
	毛囊炎	毛囊	细菌滞留而导致毛囊的炎性反应,表现为毛囊周围红肿,可为非化脓性的丘疹或脓疱(文末彩图 7-1-6)

过敏体质;是否使用特殊药物如类固醇药物、抗凝药物、抗生素药物、化疗药物;知识缺乏导致自我护理不当。

（2）外在因素:消毒剂、清洁剂的使用;环境温湿度;特殊治疗(蓝光治疗、放疗及靶向治疗、暖箱使用);护理操作不当;粘胶产品的选择与应用不当。

2. 评估皮肤情况

（1）未发生 MARSI:从一般生理状况、感知觉、活动度、营养、潮湿等方面进行评估,应关注关节运动、水肿可能引起的皮肤损伤。

（2）已发生 MARSI:评估皮肤损伤的严重性,MARSI 的分类,观察皮损的颜色、形状、类型(丘疹、水疱或脓疱)、排列(线性、环形)、面积、深度、分布及皮肤破损的程度,评估 MARSI 病例有无局部感染的迹象等。

3. 评估时机、频次

（1）评估时机:患儿入院时、每天每班次交班时、更换粘胶产品前、特殊时期(手术前后、特殊治疗前后)、出院前。

（2）评估频次:患儿入院当天(24h 内)即进行评估,之后第 1 周内应每天评估 1 次,1 周后至 2 个月内每周评估 1

次直至患儿出院。对具有皮肤损伤多风险因素的患儿可适当增加评估频率。对已发生皮肤损伤的患儿可增加对发生MARSI皮肤评估次数。

【预防措施】

1. 皮肤保护

(1)日常皮肤护理:每天早晚2次清洁皮肤(患儿全身完整皮肤),清洁后使用皮肤润肤霜,管理干燥皮肤;避免过度淋浴导致皮肤干燥;使用更具亲和度的皮肤清洁剂(非肥皂)和温水(非热水)来清洁皮肤;使用低敏保湿剂护肤。

(2)建议对接触敷料的皮肤使用不含乙醇的皮肤保护剂,粘贴前需完全待干,保护剂包括多聚合液体敷料、水胶体敷料、果胶等。

(3)正确选用皮肤保护剂,使用不含乙醇、无刺激、防水、通气性好等温和特性的皮肤保护剂,维持皮肤的湿度,并可缩小皮肤损伤面积,改善皮肤预后情况。

2. 营养支持　护士与医生、营养师共同评估患儿营养状况,依据评估结果,及时补充优质蛋白,保证水分摄入,改善患儿皮肤状况。

3. 敷料选择

(1)根据预期用途、解剖位置、使用部位的环境条件、粘胶产品的各种特性(柔软性、透气性、延伸性、舒适性和灵活性),选择最适宜的粘胶产品。高等黏附力产品可用于固定医疗器械重型管(如气管导管、胸管、鼻胃管);中等黏附力产品可有多种用途,如保护医疗器械(如造口袋)或固定身体部位;低等黏附力产品用于脆弱皮肤及敷料、轻量管/器件的固定。

（2）部分有皮肤疾病（如儿童大疱性表皮松脱、中毒性表皮坏死溶解症）的患儿不可使用医用粘胶剂，可选择使用筒状纱布。

（3）粘胶产品用于活动度大的区域时，应选择伸展度强的背衬材质，用于水肿区域时，应缩短更换时间。

（4）对敷料过敏者使用抗过敏敷料，如水胶体敷料；对出现皮肤张力性损伤的患儿，改用无菌纱布覆盖，减少敷料对皮肤继续损伤。

（5）硅酮敷料对皮肤角质层的损伤最小，性质温和、快速黏附、表面张力低，适用于 MARSI 高危人群较轻管路的固定及需要反复粘贴的部位。

（6）对于皮肤水肿或有关节活动的部位，应选择柔软、延伸性较好的粘胶产品。

（7）对于潮湿多汗的患儿，可选择聚氨酯粘胶剂（聚氨酯薄膜潮湿、透气率高）。

（8）选择粘胶剂时，还应考虑到损伤、手术或其他操作可能造成皮肤和 / 或关节活动的变化。

（9）选择大小合适的胶布或敷料，避免粘胶的使用范围远远超过须粘贴的部位，使用时胶带或敷料应延伸至敷料或装置之外至少 1.25cm（优选 2.5cm）。

（10）对已存在皮肤损伤的情况，敷料的选择需考虑促进皮肤愈合。

4. 皮肤消毒剂的选择

（1）优先选用 2% 的葡萄糖酸氯己定乙醇作为皮肤消毒剂，对其有禁忌证时，可选用碘酊、碘伏或 75% 乙醇；对于早产及小于 2 个月的婴儿，慎用含氯己定的消毒剂。

（2）在特殊情况下（如对消毒剂均过敏时）可使用无菌生

理盐水擦拭皮肤。

5. 护理操作方法

（1）粘胶产品的粘贴手法：①消毒剂完全待干后方可粘贴，使用氯己定消毒皮肤干燥时间约 30s，碘伏与碘酊为 1.5～2min；②避免张力性粘贴；③允许胶带 / 敷料的拉伸（如在预期肿胀部位和运动的方向），如果需要加压包扎，只在敷料上拉伸胶布，在皮肤上不使用张力；④压合粘胶剂之前，护士应先暖手，以增加粘胶剂的贴合度，利于塑形；⑤粘贴后，适当按压，抚平胶带 / 敷料；⑥手术切口部位粘贴敷料时，应与伤口平行；⑦贴膜类粘胶产品在粘贴时可预留一处折角或边缘，减小未来移除造成的损害；⑧推荐使用高举平台法进行管路固定，此方法可有效避免因导管脱出而引起的粘胶撕裂伤。

（2）粘胶产品的移除方法：①采用 180° 缓慢移除胶带，0° 缓慢移除敷贴，不可垂直角度去除；②顺毛发生长方向移除；③顺着移除方向适当绷紧皮肤；④对胶布、胶带、电极片此类的粘胶产品，揭除困难时可以使用不含乙醇的粘胶去除剂，如凡士林、乳液、矿物质油等来减少移除时引起的不适和皮肤损伤；⑤移除后应去除多余粘胶，如固定留置针的胶带、电极片移除后的粘胶；⑥频繁地去除敷料可能对皮肤造成不必要损伤，因此只有在有迹象表明需要更换或不需要使用时，才建议去除敷料。

【MARSI 处理】

1. 若发生 MARSI，需先评估损伤类型和严重程度，机械类损伤按一般伤口护理原则进行处理。

2. 管理完整性皮肤或皮肤仅出现变红 / 炎症刺激时，透明敷料仍为首选;管理局部皮肤斑丘疹样皮损,首选低致敏、高透气的透明敷贴,其次为纱布和水胶体敷料;皮肤剥脱/皮肤撕裂伤时,可使用水胶体敷料。

3. 接触性皮炎可在表面使用皮质类固醇以降低局部炎症反应和组胺释放,减少患儿疼痛、瘙痒等不适。

4. 毛囊炎应注意保持皮肤卫生,必要时遵医嘱口服药物。

5. 张力性水疱多发生在敷贴的边缘,应给予局部暴露,小水疱可自行吸收;当皮损面积较大时,可予无菌纱布覆盖,减少敷料对皮肤继续损伤。

6. 及时治疗皮肤损伤继发的感染,遵医嘱给予皮肤抗菌药膏外用,同时也可请皮肤或造口专家会诊。

7. 如果皮肤损伤在保守治疗 7d 内无好转趋势或伤口继续恶化,应寻求皮肤或伤口专业人员的帮助。

8. 记录医用粘胶使用情况,包括:使用粘胶的类型、部位、作用,粘胶的护理记录(使用日期、更换日期、是否消毒、消毒剂类型、是否反复移除),损伤情况记录(是否损伤、损伤时间、损伤类型、严重程度、粘贴粘胶部位是否污染、有无汗液或渗出液、可能原因、处理方法等)。

【教育与培训】

1. 患儿及家长健康宣教

(1)健康宣教时机:粘贴敷料时、每天评估时、更换或揭除敷料时。

(2)宣教内容:①促进患儿舒适,重视患儿出现的疼痛、瘙痒等不适,询问其是否出现与使用医用粘胶剂有关的疼痛及瘙痒,并采取措施缓解疼痛,冷敷或应用抗组胺类药物缓解瘙痒,必要时咨询伤口护理专家。②做好健康宣教,避免患儿触及粘胶处,避免因管路非计划性脱管而导致反复粘贴。③适当对患儿进行粘胶处的防护与肢体的保护性约束。

2.护理人员的培训

(1)加强护理人员关于 MARSI 的培训。

(2)定期对护理人员进行 MARSI 专业知识及规范化操作培训。

(3)鼓励临床护士实践 MARSI 的管理。

(4)构建合理的粘胶产品处局部皮肤护理方案。

(5)开展儿童皮肤保护方案及护理策略的研究。

(6)健全 MARSI 教育培训体系,医护人员、患儿、家属均应接受相关教育,共同参与 MARSI 管理。

(7)提高护理人员识别、预测及管理 MARSI 的能力。

(王亚楠　粟　溯)

参考文献

［1］张琳琪,王天有.实用儿科护理学［M］.北京:人民卫生出版社,2018.

［2］黄盼盼,陈劼,胡晓静,等.NICU 患儿医用粘胶相关性皮肤损伤最佳循证实践方案的应用［J］.护理学杂志,2021,36（22）:45-48.

［3］王春立,崔洁,甄英姿,等.161 例门诊儿童 PICC 导管维护并发症及护理［J］.护理学报,2018,25（22）:62-64.

［4］张琳琪,吴旭红.儿童外周静脉短导管置入与维护［M］.北京:科学出版社,2021.

［5］儿童静脉输液治疗临床实践循证指南工作组.儿童静脉输液治疗临床实践循证指南［J］.中国循证儿科杂志,2021,16（1）:1-42.

［6］中国医师协会新生儿科医师分会循证专业委员会.新生儿经外周置入中心静脉导管操作及管理指南（2021）［J］.中国当代儿科杂志,2021,23（3）:201-212.

［7］中心静脉通路上海协作组,上海市抗癌协会实体肿瘤聚焦诊疗专委会血管通路专家委员会.完全植入式输液港上海专家共识（2019）［J］.介入放射学杂志,2019,28（12）:

1123-1128.

[8] 中华护理学会静脉输液治疗专业委员会.临床静脉导管维护操作专家共识[J].中华护理杂志,2019,54(9):1334-1342.

[9] 郭汉画,陈名桂,孔丽丽,等.重症患者动脉测压导管最佳更换策略的循证实践[J].护理学报,2021,28(2).

[10] 中华医学会儿科学分会新生儿学组,中国妇幼保健协会医院感染控制专业委员会,国家儿童医学中心,等.新生儿脐静脉置管相关并发症防控指南[J].中华新生儿科杂志,2021,36(2):1-9.

[11] 张玉侠.实用新生儿护理学[M].北京:人民卫生出版社,2015.

[12] 范玲.新生儿护理规范[M].北京:人民卫生出版社,2019.

[13] 邵肖梅.实用新生儿学[M].5版.北京:人民卫生出版社,2018.

[14] 肖广远,周君,陈炳荣.腹腔引流管拔管相关并发症的处理及预防[J].肝胆胰外科杂志,2021,33(4):213-215.

[15] 中华医学会神经外科学分会,中国神经外科重症管理协作组.神经外科脑脊液外引流中国专家共识(2018版)[J].中华医学杂志,2018,98(21):1646-1649.

[16] 朱冬梅,张爱琴.重症患者导管护理指南[M].南京:东南大学出版社,2019.

[17] 刘瑜,周春兰,周君桂,等.长期气管切开患者气管套管更换护理策略的证据总结[J].解放军护理杂志,2021,38(4):66-69.

[18] HAN X,YANG X,HUANG B,et al. Low-dose versus high-

dose heparin locks for hemodialysis catheters:a systematic review and meta analysis［J］.Clin Nephrol,2016,86(7): 1-8.

［19］中国医院协会血液净化中心分会血管通路工作组．中国血液透析用血管通路专家共识(第 2 版)［J］.中国血液净化,2019,18(6):365-381.

［20］陈香美．血液净化标准操作规程［M］.北京:人民卫生出版社,2021.

［21］高娟,耿力．色彩标识在护理不良事件预防中的应用进展［J］.护理学杂志,2020,35(2):15-17.

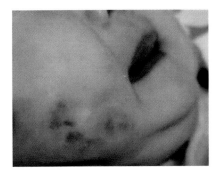

图 7-1-1 表皮剥脱

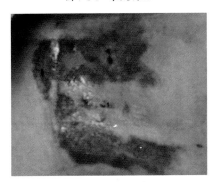

图 7-1-2 皮肤撕裂伤

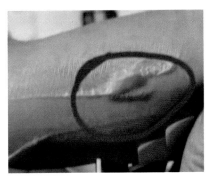

图 7-1-3 张力性损伤

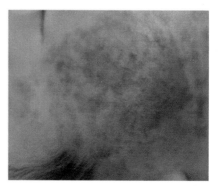

图 7-1-4　接触性皮炎

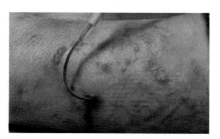

图 7-1-5　过敏性皮炎

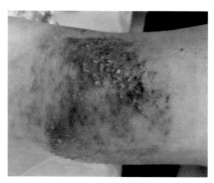

图 7-1-6　毛囊炎